Parvathy Manu
Reshma Suvarna

Engenharia Genética em Odontopediatria

Parvathy Manu
Reshma Suvarna

Engenharia Genética em Odontopediatria

ScienciaScripts

Imprint

Cover image: www.ingimage.com

This book is a translation from the original published under ISBN 978-620-7-80881-6.

Publisher:
Sciencia Scripts
is a trademark of
Dodo Books Indian Ocean Ltd. and OmniScriptum S.R.L publishing group

120 High Road, East Finchley, London, N2 9ED, United Kingdom
Str. Armeneasca 28/1, office 1, Chisinau MD-2012, Republic of Moldova, Europe
Printed at: see last page
ISBN: 978-620-7-86899-5

Para a minha família

- DR. PARVATHY MANU

ÍNDICE

INTRODUÇÃO 5

EVOLUÇÃO DA ENGENHARIA GENÉTICA 8

GENES 16

GENÉTICA, TERAPIA COM VECTORES DE GENES E ENGENHARIA GENÉTICA 18

ANOMALIAS E TIPOS DE CROMOSSOMAS 28

MÉTODOS E CRITÉRIOS DE IDENTIFICAÇÃO GENÉTICA 33

GENÉTICA E ANOMALIAS CROMOSSÓMICAS NAS CRIANÇAS 49

IMPLICAÇÕES DA GENÉTICA NA ODONTOPEDIATRIA 55

CÉLULAS ESTAMINAIS NA REGENERAÇÃO DE TECIDOS DENTÁRIOS 71

A GENÉTICA NA MOVIMENTAÇÃO DENTÁRIA ORTODÔNTICA 80

GENES DO GOSTO 85

TESTES GENÉTICOS 88

FUTURO DA ENGENHARIA GENÉTICA EM ODONTOPEDIATRIA 91

CONCLUSÃO 92

REFERÊNCIAS 93

LISTA DE ABREVIATURAS

SL. NO	ABBREVIATION	FULL FORM
1.	DNA	Deoxyribo nucleic acid
2.	RNA	Ribonucleic acid
3.	RNAi	Ribonucleic acid interference
4.	siRNA	Silencing Ribonucleic acid
5.	SOD1	Superoxide dismutase 1
6.	CBS	Cystathione Beta Synthase
7.	KS	Klinefelter syndrome
8.	G stain	Giemsa stain
9.	UV	Ultra violet
10.	CGH	Comparative genomic hybridization
11.	CCD	Charge-Coupled device
12.	PCR	Polymerase chain reaction
13.	dNTPs	Deoxynucleoside triphosphates
14.	ddNTPs	Dideoxynucleoside triphosphates
15.	cDNA	Copy Deoxyribo nucleic acid
16.	WGS	Whole genome sequencing
17.	NGS	Next generation sequencing
18.	WES	Whole exome sequencing
19.	AI	Amelogenesis imperfect
20.	DGI	Dentinogenesis imperfect
21.	AMELX	Amelogenin X isoform
22.	AMELY	Amelogenin Y isoform
23.	Ig	Immunoglobulin
24.	ICP	Intracellular polysaccharides
25.	GMO	Genetically modified organisms
26.	MSC	Mesenchymal stem cells
27.	SCAP	Stem cells from the apical papilla
28.	EOE	Enamel organ epithelial cells
29.	SHED	Stem cells from human exfoliated deciduous teeth
30.	RANKL	Receptor activator of nuclear factor kappa - beta ligand
31.	OTM	Orthodontic tooth movement
32.	OPG	Osteoprotegerin
33.	PTC	Phenylthiocarbamide
34.	SNPs	Single nucleotide polymorphisms
35.	HLA	Human leukocyte antigen

SL. NO	TABLES	
1.	Summary of viral vectors	
2.	Description of non-viral vectors	
3.	Structural and numerical mutations	
4.	Cytogenetics and molecular methods for mutation detection	
5.	Enamel regeneration based on tissue-engineering technology	
6.	Summary of studies on genetic manipulation on tooth movement	

INTRODUÇÃO

James Warston disse um dia: **"Costumávamos pensar que o nosso destino estava nas nossas estrelas, mas agora sabemos que, em grande medida, o nosso destino está nos nossos genes"**. Os genes são as unidades funcionais da hereditariedade, são sequências específicas de bases que dão a direção para a produção de proteínas. Os genes são os únicos que recebem muita atenção, mas na verdade são as proteínas que desempenham quase todas as funções vitais[1] .

Diferentes genes são responsáveis por diferentes características de um organismo vivo. Através da engenharia genética, podemos modificar ou alterar totalmente uma parte do genoma de um organismo para criar as características desejadas. O conceito básico da engenharia genética é introduzir um gene com a capacidade de curar ou prevenir a progressão de uma doença. A terapia genética introduz uma cópia normal e funcional de um gene numa célula com um gene defeituoso. Qualquer tecido vivo ou célula modificada por terapia genética é considerado transgénico ou geneticamente modificado. Esta terapia pode retificar os defeitos genéticos, eliminar as células cancerosas, prevenir as doenças cardiovasculares, bloquear as perturbações neurológicas, eliminar os agentes patogénicos, etc.[2] .

Na engenharia genética, normalmente os genes terapêuticos são identificados, isolados e clonados, sendo depois introduzidos num vetor. Os genes podem ser introduzidos nas células através de uma abordagem viral ou não viral. Os vectores virais são utilizados na maioria dos ensaios clínicos, uma vez que são extremamente eficientes na transferência de genes, mas também apresentam alguns riscos de segurança associados[3] . Se considerarmos a segurança, os vectores não virais são muito melhores do que os vectores virais, mas são bastante ineficientes no caso da transferência de genes.

Se mencionarmos o método de entrega do vetor genético, este pode ser conseguido através de dois métodos: a transferência genética in vivo, que envolve a injeção direta do vetor geneticamente modificado no doente, ou a transferência genética ex vivo, que envolve a injeção do vetor geneticamente modificado em células de tecido em cultura, seguida do transplante do tecido alterado para o corpo[4] .

Atualmente, a terapia génica tem-se revelado um grande avanço e um grande número de investigadores tem-se concentrado na utilização de tecnologias avançadas em terapia genética para tratar doenças refractárias e potencialmente fatais, como o VIH, doenças hematológicas, doenças metabólicas, cancros e abordagem de células estaminais. Como em qualquer protocolo de tratamento, existem vários obstáculos à terapia genética, sendo um deles a limitação dos nossos conhecimentos sobre os componentes essenciais envolvidos no processo, que incluem uma compreensão inadequada da biologia dos vírus, das interacções dos vectores recombinantes com diferentes tipos de células e das doenças-alvo.

No que diz respeito às aplicações em medicina dentária, foram feitos progressos notáveis no domínio da engenharia genética, como nas doenças periodontais, nas doenças cancerosas e pré-cancerosas, nas perturbações das glândulas salivares, nas doenças auto-imunes, nas vacinas, na reparação de ossos e tecidos, na terapia de substituição, no movimento [illegible]rápido, etc. As anomalias nas glândulas salivares menores ou nos queratinócitos presentes na mucosa oral podem ser facilmente corrigidas utilizando a terapia genética, uma vez que esta pode ser facilmente realizada de forma minimamente invasiva[5] . Recentemente, os cientistas iniciaram pesquisas para identificar se a reforma do dente é possível ou não usando a ativação do gene do tubarão em células humanas.

Existe um vasto espetro de aplicações da terapia genética em medicina dentária. Assim, à luz dos conhecimentos supracitados, este é um humilde esforço para explicar brevemente o impacto da engenharia genética, centrando-se principalmente na odontopediatria.

EVOLUÇÃO DA ENGENHARIA GENÉTICA

A herança genética ou hereditariedade foi descoberta pela primeira vez por Gregor Mendel em 1865, após experiências de cruzamento de ervilhas. Em 1889, Hugo de Vries escreveu um livro independente intitulado "Intracellular Pangenesis", citando descobertas semelhantes. Na altura, não conhecia o trabalho de Mendel. Criou o termo **"pangen"** para "a mais pequena partícula com uma caraterística hereditária".[1]

Charles Darwin desenvolveu uma teoria da hereditariedade que designou por pangénese, do grego pan ("tudo, todo") e genesis ("nascimento") / genos ("origem"). Em 1905, Wilhelm Johannsen introduziu o termo "gene" e William Bateson o de "genética".

Em 1928, Frederick Griffith provou a existência de um "princípio transformador" envolvido na hereditariedade, que Avery, MacLeod e McCarty identificaram mais tarde (1944) como ADN. Edward Lawrie Tatum e George Wells Beadle desenvolveram o dogma central de que os genes codificam as proteínas em 1941.[6]

O termo **"Engenharia Genética"** foi cunhado pela primeira vez por **Jack Williamson** no seu romance de ficção científica Dragon's Island, publicado em 1951, um ano antes de o papel do ADN na hereditariedade ter sido confirmado por Alfred Hershey e Martha Chase.[2]

Os genes são sequências específicas de bases que codificam instruções para a produção de proteínas. Quando os genes são alterados de modo a que as proteínas codificadas sejam incapazes de desempenhar funções normais, podem ocorrer doenças genéticas. A engenharia genética foi concebida para introduzir material genético nas células para compensar genes anormais ou para produzir uma proteína benéfica. Uma definição alargada de terapia genética é a modificação genética das células para fins terapêuticos.

Esta abordagem está a tornar-se possível devido à maior compreensão da base molecular de muitas doenças e aos avanços na tecnologia de transferência de genes.

A engenharia genética tem sido aplicada em numerosos domínios, incluindo a investigação, a medicina, a biotecnologia industrial, a agricultura, a medicina dentária, etc. Na investigação, os organismos geneticamente modificados são utilizados para estudar a função e a expressão dos genes através de experiências de perda de função, ganho de função, rastreio e expressão. Ao anular os genes responsáveis por determinadas condições, é possível criar organismos-modelo animais de doenças humanas. Para além de produzir hormonas, vacinas e outros medicamentos, a engenharia genética tem o potencial de curar doenças genéticas através da terapia genética. As mesmas técnicas que são utilizadas para produzir medicamentos podem também ter aplicações industriais, como a produção de enzimas para detergentes para a roupa, queijo e outros produtos.

A terapia génica continua a oferecer muita esperança para o tratamento futuro de uma variedade de condições clínicas. O desenvolvimento de vectores de transferência de genes novos e adaptados melhorará a eficiência e a estabilidade da expressão de genes terapêuticos nos muitos contextos da terapia genética.

(PCR), desenvolvida por Kary Mullis em 1983, permitiu a amplificação de pequenas secções de ADN e ajudou a identificar e isolar o material genético. Para além de manipular o ADN, era necessário desenvolver técnicas para a sua inserção (conhecida como transformação) no genoma de um organismo. A experiência de Griffiths já tinha demonstrado que algumas bactérias tinham a capacidade de absorver e exprimir naturalmente ADN estranho. A competência artificial foi induzida na Escherichia coli em 1970, quando Morton Mandel e Akiko Higa mostraram que esta podia absorver o bacteriófago λ após tratamento com uma solução de cloreto de cálcio ($CaCl_2$)[7] . A transformação por electroporação foi desenvolvida no final dos anos 80, aumentando a eficiência e o alcance bacteriano.

Em 1972, Paul Berg utilizou enzimas de restrição e ligases de ADN para criar as primeiras moléculas de ADN recombinante. Combinou o ADN do vírus SV40 do macaco com o do vírus lambda". Herbert Boyer e Stanley Norman Cohen levaram o trabalho de Berg um pouco mais longe e introduziram ADN recombinante numa célula bacteriana. Cohen estava a investigar plasmídeos, enquanto o trabalho de Boyer envolvia enzimas de restrição. Reconheceram a natureza complementar dos seus trabalhos e juntaram-se em 1972. Juntos encontraram uma enzima de restrição que cortava o plasmídeo pSC101 num único ponto e conseguiram inserir e ligar um gene que conferia resistência ao antibiótico canamicina na lacuna[8] .

Para além da descoberta do funcionamento do ADN, foi necessário desenvolver ferramentas que permitissem a sua manipulação.

Em 1970, o laboratório de Hamilton Smiths descobriu enzimas de restrição que permitiam cortar o ADN em locais específicos e separá-lo num gel de eletroforese. Isto permitiu aos cientistas isolar genes do genoma de um organismo. As ligases de ADN, que unem o ADN quebrado, tinham sido descobertas anteriormente em 1967 e, combinando as duas enzimas, era possível "cortar e colar" sequências de ADN para criar ADN recombinante[9] .

Em 1974, Rudolf Jaenisch criou um ratinho transgénico, introduzindo ADN estranho no seu embrião, o que fez dele o primeiro animal transgénico do mundo". Em 1981, os laboratórios de Frank Ruddle, Frank Constantini e Elizabeth Lacy injectaram ADN purificado n u m embrião de ratinho unicelular e demonstraram a transmissão do material genético às gerações seguintes

Em 1980, Mercola e Cline realizaram o primeiro ensaio de terapia genética humana para tratar doentes com Talassemia ß através da transfecção do gene da globina ß em células da medula óssea humana. Dois pontos importantes emergiram deste estudo. Um deles foi o facto de a expressão altamente regulada e coordenada dos genes da globina do tipo á e do tipo ß ser provavelmente necessária para uma terapia genética bem sucedida das hemoglobinopatias. O outro foi a necessidade de abordar adequadamente a segurança e as preocupações éticas nos ensaios clínicos de terapia génica.

Em 1984, foram criados ratos geneticamente modificados que, por terem sido clonados, os predispunham a desenvolver cancro". A tecnologia também tem sido utilizada para gerar ratinhos com genes nocauteados. O primeiro rato knockout registado foi criado por Mario R. Capecchi, Martin Evans e Oliver Smithics em 1989. Em 1992, foram criados ratinhos com genes supressores de tumores eliminados. A criação de ratos Knockout é muito mais difícil e só se tornou possível em 2003[1] .

Uma estrutura genética numa célula que pode replicar-se independentemente dos cromossomas, normalmente uma pequena cadeia singular de ADN no citoplasma de uma bactéria ou protozoário), utilizada na manipulação laboratorial de genes, descoberta em 1952, tornou-se uma ferramenta importante para a transferência de informação entre células e para a replicação de sequências de ADN. Frederick Sanger desenvolveu um método de sequenciação de ADN em 1977, aumentando consideravelmente a informação genética disponível para os investigadores

Em 1992, Claudio Bordignon, de Itália, realizou o primeiro procedimento de terapia génica utilizando células estaminais hematopoiéticas como vectores para libertar genes destinados a corrigir doenças hereditárias[1] .

Em 1993, um bebé recém-nascido, Andrew Gobea, com SCID, foi tratado pela técnica de terapia genética utilizando um vetor de retrovírus que transportava o gene ADA[1] .

Em 1999, a terapia genética sofreu um grande revés com a morte de Jesse Gelsinger, de 18 anos, que participou num ensaio de terapia genética para a deficiência de ornitina transcarboxilase[1] .

Em 2002, o investigador francês Alain Fischer tentou curar crianças que sofriam de SCID ligada ao X (também conhecida como "bubble boy") inserindo um retrovírus portador de um gene normal nas células estaminais do sangue das crianças[1] .

Após a descoberta do microRNA em 1993, a interferência do RNA (RNAI) tem sido utilizada para silenciar os genes de um organismo". Modificando um organismo para exprimir microRNA direcionado para os seus genes endógenos, os investigadores conseguiram eliminar ou reduzir parcialmente a função dos genes numa série de espécies. A capacidade de reduzir parcialmente a função dos genes permitiu o estudo de genes que são letais quando completamente desactivados.

Os primeiros animais transgénicos foram produzidos em 1985, através da micro-injeção de ADN estranho em ovos de coelho, ovelha e porco". O primeiro animal a sintetizar proteínas transgénicas no seu leite foram os ratos, concebidos para produzir o ativador do plasminogénio tecidular humano. Esta tecnologia foi aplicada a ovelhas, porcos, vacas e outros animais[1] .

Em 2003, uma equipa de investigação de Los Angeles inseriu genes no cérebro utilizando lipossomas revestidos com um polímero chamado polietilenoglicol. A transferência de genes para o cérebro é um feito significativo, uma vez que os vectores virais são demasiado grandes para atravessar a barreira hemato-encefálica. Este método tem potencial para o tratamento da doença de Parkinson".

Em 2005, os cientistas conseguiram reparar a surdez em porquinhos-da-índia utilizando um vetor de adenovírus.40 O gene AtHol (que estimula o crescimento das células ciliadas) foi administrado na cóclea, resultando no recrescimento das células ciliadas e recuperando assim 80% do limiar de audição original[1] .

Em 2006 (março), um grupo internacional de cientistas anunciou a utilização bem sucedida da terapia genética para tratar dois doentes adultos de uma doença que afecta as células mielóides[4] . No mesmo ano, uma equipa de cientistas italianos relatou um avanço na terapia genética, tendo desenvolvido uma forma de impedir que o sistema imunitário rejeitasse um gene recém-introduzido através da utilização de microARNs, cuja função natural poderia ser utilizada para desligar seletivamente a identidade do gene terapêutico[1] .

Mais tarde, em agosto de 2006, os investigadores conseguiram reestruturar células imunitárias, denominadas linfócitos, para atingir e atacar células cancerígenas em doentes com melanoma metastático avançado[1] .

No que diz respeito aos aspectos da engenharia genética na medicina dentária, Salzmann JA (1972) foi o primeiro a analisar o efeito da genética molecular e da engenharia genética na prática da ortodontia. A hereditariedade e a má oclusão, a engenharia genética, as aberrações cromossómicas e as anomalias dentofaciais, o mecanismo de transmissão genética e o controlo hereditário dos dentes foram discutidos em pormenor. A má oclusão e a relação maxilar de origem genética podem ser tratadas ortodonticamente com sucesso, exceto em casos extremos que envolvem a morfologia global dos ossos da face e requerem intervenção cirúrgica. Assim, concluiu-se que, no último terço do século XX, os ortodontistas terão de acompanhar os novos desenvolvimentos da engenharia genética, bem como da terapia ortodôntica, se esperam obter melhores resultados na prevenção e tratamento da má oclusão no futuro[10] . In, Michalek SM, Childers NK (1990) reviewed on development and outlook for a caries vaccine.

O Streptococcus mutans geneticamente modificado para a prevenção da cárie dentária foi analisado por Hillman JD em 2002. Ele discutiu em pormenor a terapia de substituição, nesta abordagem, um efeito ou estirpe inofensiva é permanentemente implantado na microflora do hospedeiro. No caso da cárie dentária, a terapia de substituição envolveu a construção de uma estirpe efectora chamada BCS3-L1, que foi derivada de um isolado clínico de Streptococcus mutans. A aplicação da terapia de substituição à cárie dentária, a patogenicidade, a colonização, a segurança e a estabilidade foram enfatizadas[11] . Assim, concluiu-se que, no caso da cárie dentária, um único regime de colonização que conduza a uma colonização persistente pela estirpe efectora deverá proporcionar uma proteção vitalícia.

Na prática atual da Odontopediatria, Linares AI, Vico RM, Borrego E, Fernandez AM, Reina ES, Mendoza AM (2012) discutiram em pormenor as células estaminais e a regeneração pulpar, a revascularização e a apexogénese induzidas por células estaminais e as suas perspectivas futuras. A decisão de realizar a apexogénese ou a apexificação num dente imaturo é determinada pelo facto de o tecido pulpar ser vital ou não vital. Assim, enfatizaram os avanços clínicos e moleculares no campo da regeneração apical utilizando a terapia com células estaminais e o seu potencial papel fundamental no futuro sucesso clínico do novo protocolo de regeneração pulpar. Assim, concluíram que as células estaminais pluripotentes induzidas serão altamente promissoras para a terapia dentária regenerativa[12] .

Outro estudo efectuado por Jayasudha, Baswaraj, Navin H.K, Prasanna K.B (2014) foi realizado sobre a regeneração do esmalte. Uma vez que o esmalte enfrenta desmineralização e remineralização constantes no ambiente oral, oque leva a desgaste, danos e cáries, não pode regenerar-se a si próprio. Assim, as modalidades de tratamento, como os materiais sintéticos para restaurar o esmalte perdido, a regeneração utilizando estratégias baseadas em células, a engenharia de tecidos do esmalte, as células epiteliais derivadas de células estaminais embrionárias humanas, etc., foram analisadas em pormenor. Concluiu-se, assim, que os avanços no conceito de engenharia de tecidos e as fontes celulares alternativas para as células formadoras de esmalte resolveriam muitos problemas dentários através da regeneração ou substituição do tecido do esmalte afetado por doenças, traumatismos e doenças hereditárias[13] .

A engenharia genética tem sido aplicada em numerosos domínios, incluindo a investigação, a medicina, a biotecnologia industrial, a agricultura, a medicina dentária, etc. A terapia genética continua a oferecer muita esperança para o tratamento futuro de uma variedade de doenças.

GENES

Os genes desempenham um papel importante na determinação das nossas características físicas, desde a nossa altura até à cor dos nossos olhos e cabelos. São também responsáveis pela nossa suscetibilidade a determinadas doenças e problemas de saúde. Ao compreender o funcionamento dos genes, os cientistas podem desenvolver tratamentos médicos para prevenir, diagnosticar e tratar doenças genéticas.

Os recentes desenvolvimentos na tecnologia genética permitiram aos cientistas identificar, estudar e manipular os genes. Este facto abriu muitas possibilidades de tratamentos médicos, como as terapias genéticas, que são utilizadas para corrigir defeitos genéticos ou introduzir novos genes nas células para melhorar a sua função. As terapias genéticas podem ser utilizadas para tratar uma série de doenças e condições genéticas, como a fibrose cística e a distrofia muscular[1] .

Ao compreenderem a forma como os genes interagem entre si e com o seu ambiente, os cientistas podem também estudar os efeitos de factores ambientais, como a dieta e o estilo de vida, na nossa saúde. Isto poderá levar ao desenvolvimento de tratamentos preventivos que visem os genes que são afectados por influências ambientais.

Os recentes desenvolvimentos na tecnologia genética permitiram aos cientistas identificar, estudar e manipular os genes. Este facto abriu muitas possibilidades de tratamentos médicos, como as terapias genéticas, que são utilizadas para corrigir defeitos genéticos ou introduzir novos genes nas células para melhorar a sua função. As terapias genéticas podem ser utilizadas para tratar uma série de doenças e afecções genéticas, como a fibrose quística e a distrofia muscular.

Os genes desempenham um papel fundamental no campo da medicina dentária, e os recentes avanços na investigação genética estão a abrir caminho para tratamentos mais direccionados e individualizados. Por exemplo, a compreensão das mutações genéticas que conduzem a doenças dentárias como a cárie dentária grave pode levar a tratamentos que são adaptados a cada paciente individual, em vez de uma abordagem de tamanho único.

A importância da genética na medicina dentária é ainda mais realçada pelo papel crescente que as terapias genéticas estão a desempenhar neste campo. As terapias genéticas podem ser utilizadas para corrigir defeitos genéticos, a fim de prevenir ou tratar doenças dentárias como a má oclusão congénita, a doença periodontal e os cancros orais. Além disso, as terapias genéticas podem ser utilizadas para aumentar a eficácia dos tratamentos tradicionais, como os aparelhos ortodônticos e os implantes dentários[2] .

O futuro da medicina dentária reside, portanto, na capacidade de utilizar tecnologias genéticas para diagnosticar e tratar doenças orais de forma mais precisa e personalizada. À medida que a nossa compreensão das mutações genéticas continua a desenvolver-se, os dentistas serão capazes de fornecer tratamentos mais personalizados aos seus pacientes.

GENÉTICA, TERAPIA COM VECTORES DE GENES E ENGENHARIA GENÉTICA

A genética desempenha um papel importante na medicina dentária, uma vez que ajuda os investigadores e os médicos a identificar e a compreender os factores genéticos que contribuem para as doenças e condições dentárias. Os testes genéticos podem ser utilizados para diagnosticar e monitorizar doenças genéticas, bem como para prever o risco de futuros problemas dentários.

Os testes genéticos podem ser utilizados para identificar as causas genéticas de problemas de saúde oral, tais como fenda labial e palatina, hipodontia, hiperdontia, hipoplasia do esmalte e outros problemas. Ao identificar a causa genética de um problema dentário, os médicos podem compreender melhor a condição e desenvolver planos de tratamento mais eficazes.

Os testes genéticos também podem ser utilizados para prever o risco de desenvolvimento de determinadas condições de saúde oral, como a doença periodontal, e para identificar as causas genéticas de determinadas condições, como a cárie dentária. Isto permite que os médicos adaptem as medidas preventivas e os tratamentos a cada paciente individual.

A engenharia genética é uma tecnologia utilizada para alterar o material genético de organismos vivos através da introdução de material genético novo e modificado. É utilizada para modificar as características dos organismos, incluindo plantas, animais e microrganismos, de formas que não são possíveis através das técnicas tradicionais de reprodução. A engenharia genética é utilizada numa variedade de aplicações, incluindo a agricultura, a medicina e a investigação.

É a manipulação artificial do material genético de organismos vivos com o objetivo de modificar ou criar novos traços ou características. Os conceitos-chave da engenharia genética incluem o splicing genético, a transferência genética, a expressão genética e a regulação genética. O splicing genético é o processo pelo qual o material genético é inserido ou removido do genoma de um organismo, enquanto a transferência de genes é o processo pelo qual os genes são transferidos de um organismo para outro. A expressão e a regulação dos genes são os processos através dos quais os cientistas controlam quais os genes que são expressos e em que medida o são.

A revista Nature Communications publicou em 2020 um artigo sobre os avanços nas tecnologias de regulação de genes para aplicações de engenharia genética (Liu et al., 2020). O artigo descreve em pormenor o estado atual da tecnologia, bem como as suas potenciais aplicações. Além disso, o Instituto Nacional de Investigação do Genoma Humano fornece informações sobre a fusão de genes e a transferência de genes

Também pode ser utilizada como uma ferramenta importante na medicina dentária, uma vez que permite desenvolver novos tratamentos e compreender melhor as causas subjacentes às doenças orais. A engenharia genética é utilizada para criar tratamentos para doenças orais, identificar variantes genéticas que podem causar ou predispor um indivíduo a uma doença oral e desenvolver materiais biocompatíveis para implantes dentários.

A terapia genética é uma abordagem promissora para o tratamento de doenças orais, uma vez que envolve a introdução de um gene funcional nas células do doente para substituir um gene defeituoso ou suplementar um gene com uma sequência em falta ou mutada. Além disso, a engenharia genética é utilizada para identificar variantes genéticas que podem causar ou predispor um indivíduo a uma doença oral.

Wang et al, em 2019, publicaram um estudo que analisou as variantes genéticas associadas à doença periodontal grave. No estudo, os autores utilizaram um estudo de associação de todo o genoma para identificar variantes genéticas em 1.000 indivíduos com doença periodontal e 1.000 indivíduos de controlo. Identificaram vários polimorfismos de nucleótido único que estavam associados à doença periodontal. Além disso, descobriram que certas variantes genéticas estavam associadas a um maior risco de desenvolver doença periodontal. Estas descobertas sugerem que a engenharia genética pode ser utilizada para identificar variantes genéticas que podem aumentar o risco de um indivíduo desenvolver doença periodontal

Noutro estudo, Kim et al (2019) publicaram um estudo que analisou o potencial da terapia genética para o tratamento da doença periodontal. No estudo, os autores testaram a eficácia da terapia genética num modelo de rato de doença periodontal. Eles descobriram que a terapia genética foi capaz de reduzir o número de células inflamatórias e melhorar o estado periodontal dos ratos. Além disso, verificaram que a terapia genética foi capaz de aumentar a quantidade de colagénio nas gengivas, sugerindo que pode ser capaz de promover a cicatrização. Os autores concluíram que a terapia genética tem potencial para o tratamento da doença periodontal

VECTORES NA TERAPIA GENÉTICA

Os vectores são os veículos utilizados para transferir o gene desejado para uma célula-alvo. A terapia génica utiliza a introdução de ADN nas células, o que pode ser conseguido através de vários métodos. As duas principais classes de métodos são as que utilizam vírus recombinantes e as que utilizam ADN nu ou complexos de ADN[14] .

Existem 2 classes de vectores

A. VECTORES VIRAIS

B. VECTORES NÃO VIRAIS

Vectores virais

Os vectores virais são um dos principais veículos utilizados pelos cientistas na terapia genética para obter a expressão das suas sequências no hospedeiro adequado. A modificação de vírus para a entrega de genes exógenos foi relatada pela primeira vez em 1968. Os primeiros vectores recombinantes relevantes para o campo da terapia genética humana foram os retrovírus. O desenvolvimento de linhas celulares de empacotamento helper-free em 1989 marcou o advento dos vectores retrovirais como agentes terapêuticos genéticos eficientes[15] .

Os vectores virais incluem: Retrovírus, adenovírus, vírus associados ao adenovírus, pseudotipagem de proteínas do envelope de vectores virais, vírus do herpes simplex.

VECTORES VIRAIS	TIPO	VANTAGENS	DESVANTAGENS
Retrovírus	Integra-se com a cromatina do hospedeiro	Eficaz durante períodos mais longos	Transfecção ineficaz in vivo, pequena, depende da mitose da célula-alvo, preocupações de segurança
Lentivírus	Integra-se com a cromatina do hospedeiro	Transfecta hospedeiros em proliferação e não proliferação e células	Necessita de transporte ativo para a célula, é pequeno, tecnologicamente

		estaminais hematopoiéticas	difícil, preocupações de segurança
Vírus associado ao adenoma	Ou	Muito bom comprimento de expressão, especialmente in vivo Transfecção eficiente in vivo	Problemas de segurança devido a uma potencial mutagénese insercional, resposta imunitária pequena e elevada
Adenovírus	ADN extra-cromossómico	Transfecção altamente eficiente in vivo e ex vivo	Tratamentos repetidos ineficazes devido à forte resposta imunitária, pequena e curta duração da expressão
Vírus do herpes simplex	ADN extra-cromossómico	Muito boa duração da expressão, especialmente in vivo, segura para utilização em imunocomprometido s	Difícil de produzir em grandes quantidades

Quadro 1- Resumo dos vectores virais

<u>Vectores não virais</u>

Os métodos não virais apresentam certas vantagens em relação aos métodos virais, sendo a produção simples em grande escala e a baixa imunogenicidade do hospedeiro apenas duas delas. Anteriormente, os baixos níveis de transfecção e de expressão do gene colocavam os métodos não virais em desvantagem; no entanto, os recentes avanços na tecnologia de vectores produziram moléculas e técnicas com eficiências de transfecção semelhantes às dos vírus[14] . Em termos gerais, podem ser classificados em

a) Injeção de ADN nu

b) Métodos físicos para melhorar a entrega

- Electroporação

- arma genética

- sonoporação

- magnetofecção

- entrega hidrodinâmica

c) métodos químicos para melhorar a entrega

- oligonucleótidos

- lipoplexos

- polimersomas

- dendrímeros

- nanopartículas inorgânicas

SL NÃO	VECTORES NÃO VIRAIS	CARACTERÍSTICAS
1	Injeção de ADN	A injeção intramuscular de um ADN plasmídeo de ADN nu tem tido algum sucesso; no entanto, a expressão tem sido muito baixa em comparação com outros métodos de transfecção.
2	Electroporação	Utiliza impulsos curtos de alta tensão para transportar o ADN através da membrana celular. Pensa-se que este choque provoca a formação temporária de poros na membrana celular, permitindo a passagem das moléculas de ADN.
3	Pistola de genes	O ADN é revestido em partículas de ouro e carregado num dispositivo que gera uma força para conseguir a penetração do ADN nas células, deixando o ouro para trás num disco de "paragem".
4	Sonoporação	Utiliza frequências ultra-sónicas para introduzir o ADN nas células. Pensa-se que o processo de cavitação acústica rompe a membrana celular e permite que o ADN entre nas células.

5	Magnetofecção	O ADN é complexado a partículas magnéticas e é colocado um íman por baixo da placa de cultura de tecidos para colocar os complexos de ADN em contacto com uma monocamada de células.
6	Entrega hidrodinâmica	Injeção rápida de um grande volume de uma solução na vasculatura. A solução contém moléculas que devem ser inseridas nas células, tais como plasmídeos de ADN ou ARN silenciador, e a transferência destas moléculas para as células é auxiliada pela pressão hidrostática elevada causada pelo elevado volume de solução injectada.
7	Oligonucleótidos	A utilização de oligonucleótidos sintéticos na terapia genética consiste em desativar os genes envolvidos no processo da doença.
8	Lypoplexes	Para melhorar a entrega do novo ADN à célula, o ADN deve ser protegido contra danos e ter uma carga positiva. Foram utilizados lípidos catiónicos para condensar moléculas de ADN carregadas

		negativamente, de modo a facilitar o encapsulamento do ADN em lipossomas.
9	Polimerossomas	Podem encapsular conteúdos hidrofílicos ou hidrofóbicos e podem ser utilizados para transportar cargas como ADN, proteínas ou medicamentos para as células.
10	Poliplexos	Os complexos de polímeros com ADN são designados por poliplexos. Uma diferença entre os métodos de ação dos poliplexos e dos lipoplexos é que os poliplexos não podem libertar diretamente a sua carga de ADN no citoplasma.
11	Dendrímeros	Na presença de material genético, como o ADN ou o ARN, a complementaridade de cargas leva a uma associação temporária do ácido nucleico com o dendrímero catiónico. Ao chegar ao seu destino, o complexo dendrímero-ácido nucleico é então levado para dentro da célula por endocitose.
12	Nanopartículas inorgânicas	Foi demonstrado que os materiais nanométricos com menos de 100 nm retêm eficazmente o ADN ou ARN e

		permitem a sua saída do endossoma sem degradação.
13	Péptidos de penetração celular	Péptidos de penetração celular que atravessam eficazmente as membranas celulares, estando ligados de forma covalente ou não covalente a várias moléculas, facilitando assim a entrada destas moléculas nas células.

Quadro 2- Descrição dos vectores não virais

ANOMALIAS CROMOSSÓMICAS E TIPOS

As anomalias cromossómicas são alterações no número ou na estrutura dos cromossomas nas células de uma pessoa, que podem levar a uma série de problemas de saúde. Estas anomalias podem ser causadas por uma variedade de factores, incluindo exposição ambiental, exposição a radiações ou condições genéticas hereditárias. Existem vários tipos de anomalias cromossómicas, incluindo anomalias **numéricas** (por exemplo, Síndrome de Down, Síndrome de Klinefelter), **anomalias estruturais** (por exemplo, deleção, duplicação, inversão, translocação) e anomalias em mosaico (por exemplo, Síndrome de Turner, Síndrome de Jacobs) [16]

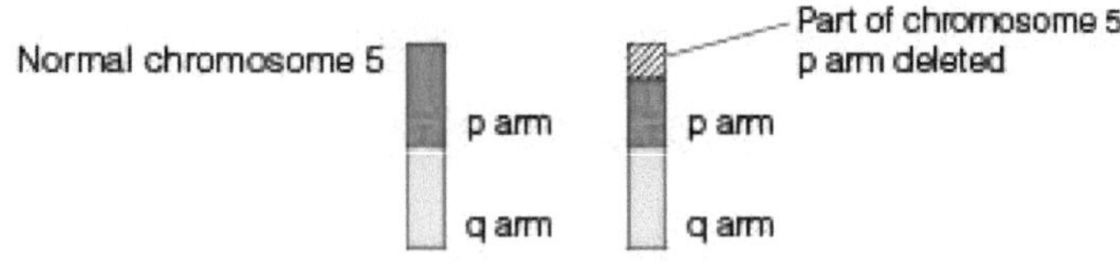

Figura 1 - Eliminação

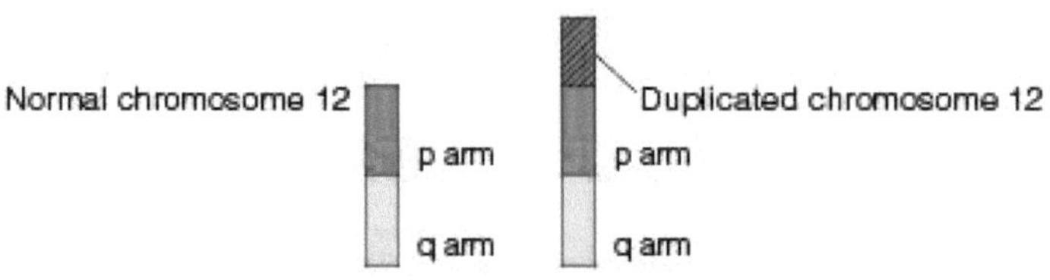

Figura 2 - Inserção/Duplicação

MUTAÇÕES ESTRUTURAIS	MUTAÇÕES NUMÉRICAS
Eliminação	Trissomia (47 cromossomas)
Translocação	Monossomia (45 cromossomas)

Inserção	Hipodiploidia (menos de 46 cromossomas)
Formação de cromossomas em anel	Hiperdiploidia (mais de 46 cromossomas)
formação de cromossomas dicêntricos	Triploidia (3N : 69 cromossomas)
Lacunas e quebras cromossómicas	Tetraploidia (4N:92 cromossomas)

Tabela 3 - Mutações estruturais e numéricas

Algumas mutações numéricas incluem:

<u>Síndroma de Down</u>

Também conhecida como trissomia 21, é uma doença genética causada pela presença de uma cópia extra do 21.º cromossoma nas células de uma pessoa (Hsu et al., 2020). Esta anomalia cromossómica pode levar a deficiências físicas e intelectuais, bem como a outros problemas de saúde. As características físicas comuns das pessoas com síndrome de Down incluem um perfil facial achatado, baixa estatura e olhos inclinados para cima. As pessoas com síndrome de Down também têm um risco acrescido de desenvolver certas doenças, como doenças cardíacas congénitas e anomalias da tiroide. Os defeitos cardíacos congénitos são, de longe, a causa mais comum e principal associada à morbilidade e mortalidade nos doentes com síndrome de Down, especialmente nos primeiros 2 anos de vida. Embora tenham sido feitas diferentes sugestões sobre a variação geográfica e sazonal na ocorrência de diferentes tipos de defeitos cardíacos congénitos na trissomia 21, até agora nenhum dos resultados foi conclusivo.

Citogenética Os genes que podem ter influência na síndrome de Down incluem

1. A sobreexpressão da Superóxido Dismutase (SOD1) pode causar envelhecimento prematuro e diminuição da função do sistema imunitário; o seu papel na demência senil do tipo Alzheimer ou na diminuição da cognição é ainda especulativo.
2. COL6A1 - A sobre-expressão pode ser a causa de defeitos cardíacos
3. ETS2 - A sobreexpressão pode ser a causa de anomalias esqueléticas
4. CAF1A - A sobreexpressão pode ser prejudicial para a síntese de ADN
5. Cistationa Beta Sintase (CBS) - A expressão excessiva pode perturbar o metabolismo e a reparação do ADN
6. DYRK - A sobre-expressão pode ser a causa do atraso mental
7. CRYA1 - A sobre-expressão pode ser a causa das cataratas
8. GART - A expressão excessiva pode perturbar a síntese e a reparação do ADN
9. IFNAR -- o gene para a expressão do Interferão, A expressão excessiva pode interferir com o sistema imunitário, bem como com outros sistemas orgânicos[17]
.

Síndrome de Klinefelter

Também conhecido como 47, XXY ou síndrome XXY, é um distúrbio cromossómico causado por um cromossoma X extra nas células de uma pessoa (Alsaffar et al., 2019). Esta síndrome afecta apenas os homens e é caracterizada por infertilidade e dificuldades de aprendizagem. Os pacientes com KS têm estatura alta, testículos pequenos, ginecomastia no final da puberdade, aspeto ginóide das ancas (ancas largas), pêlos corporais esparsos, sinais de deficiência de androgénios e testosterona sérica baixa, juntamente com gonadotrofinas elevadas e, finalmente, azoospermia, oligospermia com hialinização e fibrose dos túbulos seminíferos O tratamento da Síndrome de Klinefelter centra-se normalmente na gestão das incapacidades físicas e intelectuais associadas, bem como na prestação de apoio e aconselhamento para ajudar os indivíduos a adaptarem-se à doença[18] .

Algumas mutações estruturais incluem

Cri-du-chat

O Cri-du-chat ou "síndrome do choro do gato" ocorre em cerca de 1 em cada 20.000 a 50.000 nados-vivos nos EUA. O Cri-du-chat é causado por uma deleção do cromossoma 5p, que se escreve "5p-". Os bebés com Cri-du-chat têm um choro agudo, pouco tónus muscular, uma cabeça pequena e baixo peso à nascença. Também têm problemas de linguagem e podem expressar-se utilizando um pequeno número de palavras ou linguagem gestual. Podem estar presentes outros problemas de saúde. Estes incluem atrasos na marcha, problemas de alimentação, hiperatividade, escoliose e deficiência intelectual grave. A maioria das pessoas com Cri-du-chat pode ter uma vida normal, exceto se nascerem com outros defeitos graves nos órgãos. A intervenção educativa numa idade precoce, para além da terapia física e da linguagem, é importante para que as crianças com Cri-du-chat atinjam todo o seu potencial[19] .

Síndrome de Pallister-Killian

A síndrome de Pallister-Killian é o resultado de material cromossómico extra #12. Normalmente existe uma mistura de células (mosaicismo), algumas com material extra #12 e outras normais (46 cromossomas sem o material extra #12). Os bebés com esta síndrome têm muitos problemas. Estes incluem deficiência intelectual grave, tónus muscular fraco, características faciais grosseiras e uma testa proeminente. Tendem a ter um lábio superior muito fino, com um lábio inferior mais grosso e um nariz curto. Outros problemas de saúde incluem convulsões, má alimentação, articulações rígidas, cataratas na idade adulta, perda de audição e defeitos cardíacos. As pessoas com síndrome de Pallister-Killian têm uma esperança de vida reduzida, mas podem viver até aos 40 anos[20]

.

MÉTODOS E CRITÉRIOS DE IDENTIFICAÇÃO GENÉTICA

Uma mutação é uma alteração na sequência de nucleótidos em porções codificantes do ADN que pode alterar as sequências de aminoácidos das proteínas, ou uma alteração em regiões não codificantes do ADN que tem o potencial de alterar a expressão do gene, por exemplo, alterando a força de um promotor. Existem muitas mutações que são classificadas em mutações cromossómicas e mutações baseadas no ADN. As mutações também podem ser classificadas com base na sua função:

1) As mutações de perda de função causam uma diminuição ou uma perda do produto do gene ou da atividade do produto do gene;

2) As mutações de ganho de função provocam um aumento da quantidade do produto genético ou da sua atividade e, por vezes, criam uma nova propriedade, dando origem a um produto tóxico responsável por um efeito patológico.

Os três tipos de mutações normalmente observados nas doenças dominantes são o ganho de função, a haploinsuficiência e a dominante negativa. As mutações podem atuar como dominantes ou recessivas quando a quantidade de produto de um alelo não é suficiente para uma função completa[21] .

Identificação de mutações

Com o desenvolvimento de novas tecnologias para uma compreensão mais exacta do genoma e de potenciais terapias genéticas, a deteção de mutações tem um papel cada vez mais central em várias áreas do diagnóstico genético, incluindo o diagnóstico genético pré-implantação (DGPI), o diagnóstico pré-natal (DPN), os testes pré-sintomáticos, o diagnóstico de confirmação e os testes forenses/de identidade. Dois grupos de testes, moleculares e citogenéticos, são utilizados nas síndromes genéticas[22][23][24]

Cariotipagem convencional: Os estudos cromossómicos são aconselhados nas seguintes situações: suspeita de anomalia cromossómica, perturbações sexuais, anomalias congénitas múltiplas e/ou atraso de desenvolvimento, dificuldades de aprendizagem não diagnosticadas, infertilidade ou aborto múltiplo, nados-mortos e neoplasias malignas[22] . Tradicionalmente, o estudo microscópico dos cromossomas é efectuado em cromossomas compactados, com uma ampliação de cerca de 1000, em metafase.

A preparação de um cariótipo visual é feita através da paragem das células em divisão na fase metafásica com um inibidor da polimerização dos microtúbulos, como a colchicina; as células são depois espalhadas numa lâmina de vidro e coradas com Giemsa (bandeamento G). Os cromossomas são estudados através de uma fotografia ou de uma imagem digital e da subsequente montagem dos cromossomas. Os cromossomas humanos são categorizados com base na posição do centrómero; nos cromossomas metacêntricos, o centrómero está localizado no meio (cromossomas 1, 3, 16, 19 e 20), os cromossomas 13, 14, 15, 21, 22 e Y são acrocêntricos (o centrómero perto de uma extremidade) e os outros cromossomas são submetacêntricos. Os braços dos cromossomas são definidos pelo número da região (a partir do centrómero), pelos números da banda, da sub-banda e da sub-sub-banda; por exemplo, 12q13.12 refere-se ao cromossoma 12, braço longo, região 1, banda 3, sub-banda 1, sub-sub-banda 2 (leia-se cromossoma 12, q, 1, 3, ponto, 1, 2). A bandagem de alta resolução necessita de fixação antes de os cromossomas estarem completamente compactados. Os métodos mais convenientes de bandeamento dos cromossomas são o bandeamento G-(Giemsa), R-(reverso), C-(centrómero) e Q-(quinacrina).

Hibridação in situ por fluorescência (FISH): A FISH é aplicada para fornecer a localização específica de genes nos cromossomas. O diagnóstico rápido de trissomias e microdeleções é obtido utilizando sondas específicas. Normalmente, uma sonda desnaturada é adicionada a um spread cromossómico metafásico e incubada durante a noite para permitir a hibridação específica da sequência. Após a lavagem da sonda não ligada, a sonda ligada é visualizada pela sua fluorescência sob luz UV; assim, o local do gene de interesse é observado como in situ. Esta técnica é utilizada para verificar a causa de trissomias, síndromes de microdeleção, etc.[22][24] .

Hibridação genómica comparativa (CGH): A CGH, uma técnica especial de FISH (sondas duplas), é aplicada para detetar todos os desequilíbrios genómicos. A base da técnica é a comparação do ADN genómico total de uma determinada amostra de ADN (por exemplo, ADN tumoral) com o ADN genómico total de células normais. Normalmente, uma quantidade idêntica de ADN tumoral e normal é marcada com dois corantes fluorescentes diferentes; a mistura é adicionada e hibridizada numa lâmina de metáfase de linfócitos normais. Para a avaliação, é utilizado um microscópio fluorescente equipado com uma câmara CCD e um sistema de análise de imagem. Os pormenores técnicos foram descritos em várias publicações da Clinical Gastroenterology and Hepatology. O número de cópias do material genético (ganhos e perdas) é calculado pelo software de avaliação. A CGH é utilizada para determinar as alterações do número de cópias do genoma no cancro e nas células cujo cariótipo é difícil ou impossível de preparar ou analisar. Na CGH de matriz, a lâmina metafásica é substituída por sequências de ADN específicas, colocadas em matrizes em lâminas de vidro, pelo que a sua resolução é aumentada[26] .

Diagnóstico molecular

Para além das causas genéticas das doenças, a predisposição para uma doença ou as opções de tratamento podem ser reveladas através da determinação das variações do ADN. O diagnóstico molecular permite avaliar a composição genética do ser humano; combina a medicina laboratorial com a genética molecular para desenvolver métodos analíticos baseados no ADN/ARN para monitorizar as patologias humanas. Foi utilizada uma vasta gama de métodos para a deteção de mutações. Os métodos moleculares de identificação das mutações causadoras de doenças podem ser classificados em métodos para mutações conhecidas e métodos para mutações desconhecidas. No entanto, devem ser satisfeitos vários critérios para a escolha de um método adequado; por exemplo, devem ser considerados os seguintes pontos: tipo de ácido nucleico (ADN ou ARN), tipo de amostra (por exemplo, sangue, tecidos, etc.), número de mutações e fiabilidade do método. Os pediatras devem estar atentos ao prescreverem estes testes para fornecerem um diagnóstico exato aos doentes.

Mutações conhecidas

Foram utilizadas muitas abordagens diferentes para identificar mutações conhecidas. Normalmente, começando com a reação em cadeia da polimerase (PCR), são realizadas etapas adicionais de ensaio com base no tipo de mutação

Citogenética e métodos moleculares de deteção de mutações

Método		Aplicação	Vantagem/ desvantagem	Mutação conhecida	Mutação desconhecida
Citogenética	**Cariótipo**	Deteção de aberrações estruturais numéricas e grosseiras	Baixa resolução Demora e necessidade de mão de obra	+	+
	PEIXE	Deteção de trissomias, monossomias e microdeleções	Detecta mosaicismo	+	-
	CGH	Detecta variações do número de cópias do material genético	Utilizado apenas para perdas e ganhos	+	+

Método		Aplicação	Vantagem/ desvantagem	Mutação conhecida	Mutação desconhecida
Molecular	**RFLP**	Os fragmentos de restrição são separados por eletroforese	Requer mutação no local de restrição	+	-
	ARMS PCR	Amplificação específica do alelo mutante e do alelo normal, determinação do genótipo de um indivíduo	Altamente sensível Possibilidade de detetar qualquer mutação conhecida Pode aumentar o tempo e os custos	+	-

Método		Aplicação	Vantagem/ desvantage m	Mutação conhecida	Mutação desconhe cida
	PCR multiplex	Amplificaçã o de mais do que um alvo em simultâneo	Reduz o tempo e a necessidade de mão de obra Menor sensibilidad e e especificida de	+	-
	PCR aninhada	Amplificaçã o utilizando conjuntos de iniciadores externos e internos	Mais sensível Diminui a amplificaçã o inespecífica	+	-
	RT-PCR	Amplificaçã o do ARN	Amplificaç ão de todos os tipos de ARN Pode aumentar o	+	+

Método		Aplicação	Vantagem/ desvantagem	Mutação conhecida	Mutação desconhecida
			tempo e os custos		
	PCR em tempo real	Amplificação, deteção e quantificação do alvo	Maior especificidade de Geralmente elimina as análises pós-amplificação Mais caro	+	-
	MLPA	Supressões e duplicações	Uma técnica multiplex Identifica aberrações genéticas únicas muito	+	+

Método		Aplicação	Vantagem/ desvantagem	Mutação conhecida	Mutação desconhecida
			pequenas (50-70 nt)		
	DGGE	Com base na migração na eletroforese em gel de gradiente	Detecta cerca de 100% das mutações pontuais	-	+
	SSCP	Com base na migração na eletroforese em gel	Detecta cerca de 80-90% das mutações pontuais	-	+
	Análise hetero-duplex	Com base nas motilidades de homoduplicação e heteroduplic	Detecta quase 80% das mutações	-	+

Método		Aplicação	Vantagem/ desvantagem	Mutação conhecida	Mutação desconhecida
		ação na eletroforese em gel			
	CCM	ADN: As heteroduplicidades ADN:ADN ou ADN:ARN são clivadas pela piperidina	Todas as mutações possíveis são detectáveis Utiliza substâncias tóxicas	+	+
	PTT	Baseia-se numa combinação de PCR, transcrição e tradução	Detecta mutações que terminam a tradução As mutações missense	-	+

Método		Aplicação	Vantagem/ desvantagem	Mutação conhecida	Mutação desconhecida
			não são detectadas.		
	OLA	Baseia-se na ligação de dois iniciadores flanqueados que se ligam às sequências alvo	Detecta todas as trocas de base	+	+

Quadro 4 - Citogenética e métodos moleculares de deteção de mutações

FISH: Hibridação in situ por fluorescência; CGH: Hibridação genómica comparativa; RELP: Polimorfismo de comprimento de fragmento de restrição; ARMS; Sistema de mutação refractária à amplificação; PCR: Reação em cadeia da polimerase; RT: Transcriptase reversa; MLPA; Multiplex ligation-dependent probe amplification; DGGE: SSCP: Single Strand Conformational Polymorphism; CCM: Chemical cleavage of mismatch; PTT: Protein truncation test; OLA: Oligonucleotide ligation assay

Reação em cadeia da polimerase (PCR) e suas versões: Na década de 1980, o Dr. Mullis introduziu um método para amplificar um fragmento de ADN para um grande número de fragmentos em apenas algumas horas; este método, denominado reação em cadeia da polimerase (PCR), foi um ponto crítico na biologia molecular[27][28] . Os componentes essenciais da reação em cadeia da polimerase são o ADN modelo, os iniciadores (um par de oligonucleótidos sintéticos complementares às duas cadeias do ADN alvo), a enzima termoestável ADN polimerase (por exemplo, Taq), os catiões divalentes (geralmente Mg^{2+}), os trifosfatos de desoxinucleósidos (dNTPs) e a solução tampão. A PCR, que consiste em 25-40 ciclos repetidos, tem três etapas discretas de alterações de temperatura; após uma única etapa de temperatura elevada (>90°C), é efectuada uma série de ciclos de desnaturação, recozimento dos iniciadores e extensão, seguidos de uma única etapa de temperatura denominada extensão do produto final ou armazenamento breve.

Microarray de ADN: As "pastilhas" de ADN ou microarrays têm sido utilizadas como um possível teste para detetar mutações múltiplas. Nesta tecnologia, cadeias individuais de ADN, incluindo sequências de diferentes alvos, são fixadas a um suporte sólido num formato de matriz. Por outro lado, o ADN da amostra ou cADN marcado com corantes fluorescentes é hibridizado no chip. Em seguida, utilizando um sistema laser, a presença de fluorescência é verificada; as sequências e as suas quantidades na amostra são determinadas[29] .

Sequenciação de ADN: Sendo uma técnica poderosa em genética molecular, a sequenciação de ADN permite a análise de genes ao nível dos nucleótidos. O principal objetivo da sequenciação de ADN é determinar a sequência de pequenas regiões de interesse (~1 kilobase) utilizando um produto de PCR como modelo. A sequenciação de didesoxinucleótidos ou sequenciação de Sanger representa a técnica mais utilizada para a sequenciação de ADN. Neste método, o ADN de cadeia dupla é desnaturado em ADN de cadeia simples com NaOH. Uma reação de Sanger é constituída por uma cadeia simples de ADN, um iniciador, uma mistura de um determinado ddNTP com dNTPs normais (por exemplo, ddATP com dATP, dCTP, dGTP e dTTP). Os ddNTPs não podem formar uma ligação fosfodiéster com o desoxinucleótido seguinte, pelo que terminam o alongamento da cadeia de ADN. Esta etapa é realizada em quatro reacções separadas, utilizando um ddNTP diferente para cada reação. A sequenciação de ADN pode ser utilizada para verificar todas as pequenas variações de ADN conhecidas e desconhecidas[22] .

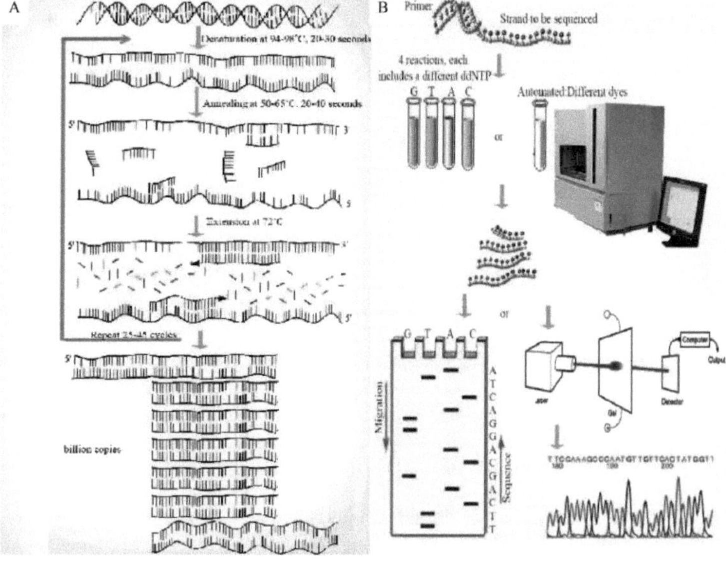

Figura 3 - PCR e sequenciação de ADN

Amplificação de sonda dependente de ligação multiplex (MLPA): A MLPA é normalmente aplicada para rastrear deleções e duplicações de até 50 sequências diferentes de ADN genómico ou ARN. No total, as deleções e duplicações de genes representam até 10% e, em muitas doenças, até 30% das mutações causadoras de doenças[30][31] . Nesta técnica, resumidamente, o conjunto de sondas é hibridizado com ADN genómico em solução. Cada sonda é constituída por duas metades; uma metade é composta por uma sequência específica do alvo e uma sequência de iniciador universal, e a outra metade tem outras sequências, um fragmento aleatório de comprimento variável para fornecer as diferenças de tamanho para a resolução electroforética. Um par de sondas é hibridizado na região-alvo de forma adjacente, de modo a poderem ser unidas através da utilização de uma ligase; a sonda contígua pode ser amplificada por PCR. Após a amplificação por PCR, o número de cópias da sequência-alvo, ou seja, a supressão ou duplicação da sequência-alvo, pode ser determinado e quantificado utilizando as alturas relativas dos picos[32] .

Mutações desconhecidas

Polimorfismo conformacional de cadeia simples (SSCP): O SSCP é uma das técnicas de rastreio mais simples para detetar mutações desconhecidas (microlesões), tais como substituições desconhecidas de base única, pequenas deleções, pequenas inserções ou microinversões. Uma variação do ADN provoca alterações na conformação dos fragmentos de ADN desnaturados durante a migração na eletroforese em gel[33] . A lógica é a comparação da migração alterada dos fragmentos desnaturados de tipo selvagem e mutante durante a eletroforese em gel. Nesta técnica, resumidamente, os fragmentos de ADN são desnaturados e renaturados em condições especiais, impedindo a formação de ADN de cadeia dupla e permitindo a formação de estruturas conformacionais em fragmentos de cadeia simples. A conformação é única e resulta da sequência primária de nucleótidos. A mobilidade destes fragmentos é diferenciada através de géis de poliacrilamida não desnaturantes; a deteção de variações baseia-se nestas estruturas conformacionais. A PCR é utilizada para amplificar os fragmentos, denominada PCR-SSCP, porque o tamanho ótimo do fragmento pode ser de 150 a 200 pb. Cerca de 80-90% das potenciais mutações pontuais são detectadas por SSCP[33][34] .

Eletroforese em gel de gradiente desnaturante (DGGE): A DGGE tem sido utilizada para o rastreio de mutações pontuais desconhecidas. Baseia-se em diferenças no comportamento de fusão de pequenos fragmentos de ADN (200-700 pb); mesmo uma substituição de uma única base pode causar essa diferença. Nesta técnica, o ADN é primeiro extraído e sujeito a uma eletroforese em gel com gradiente de desnaturação. medida que a condição de desnaturação aumenta, o fragmento funde-se completamente em cadeias simples. A taxa de mobilidade nos géis de acrilamida depende da forma física do fragmento. A deteção de fragmentos mutados seria possível comparando o comportamento de fusão dos fragmentos de ADN em géis de gradiente desnaturante. Aproximadamente menos de 100% das mutações pontuais podem ser detectadas por DGGE. No máximo, um fragmento de cerca de 1000 pb pode ser investigado por esta técnica[35] .

Análise heteroduplex: Uma mistura de moléculas de ADN do tipo selvagem e mutante é desnaturada e renaturada para produzir heterodúplicas. As homodúplicas e as heterodúplicas apresentam mobilidades electroforéticas diferentes em géis de poliacrilamida não desnaturantes. Nesta técnica, o tamanho dos fragmentos varia entre 200 e 600 pb. Estima-se que cerca de 80% das mutações pontuais sejam detectadas por análise heteroduplex[36] .

Polimorfismo de comprimento de fragmentos de restrição (RFLP): As mutações pontuais podem alterar os locais de restrição no ADN, causando alterações na clivagem por endonucleases de restrição que produzem fragmentos de vários tamanhos. O RFLP é utilizado para detetar mutações que ocorrem nos sítios de restrição[37] .

Sequenciação de nova geração

Nos últimos anos, surgiram novas tecnologias de sequenciação de ADN em grande escala, designadas por sequenciação de nova geração (NGS). As tecnologias de sequenciação de nova geração permitem obter dados de sequenciação qualitativos e quantitativos a alta velocidade e rendimento, pelo que os projectos de sequenciação do genoma podem ser concluídos em poucos dias[38][39] . Os sistemas NGS permitem várias abordagens de sequenciação, incluindo a sequenciação do genoma completo (WGS), a sequenciação do exoma completo (WES), a sequenciação do transcriptoma, o metiloma, etc. As sequências codificantes comprometem cerca de 1% (30 Mb) do genoma. Mais de 95% dos exões são cobertos pela WES; por outro lado, 85% das mutações causadoras de doenças em perturbações mendelianas estão localizadas nas regiões codificantes. Por conseguinte, a sequenciação das regiões codificadoras completas (exoma) pode potencialmente revelar as mutações que causam doenças genéticas raras, na sua maioria monogénicas, bem como as variantes predisponentes em doenças comuns e no cancro.

GENÉTICA E ANOMALIAS CROMOSSÓMICAS NAS CRIANÇAS

Amelogénese imperfeita

A amelogénese imperfeita (AI) é um grupo de defeitos hereditários da formação do esmalte dentário que apresentam heterogeneidade clínica e genética. Na sua forma mais ligeira, a AI causa descoloração, enquanto que na forma mais grave o esmalte é hipomineralizado, fazendo com que seja arrancado dos dentes pouco tempo depois de estes surgirem na boca. Tanto a dentição decídua como a permanente são afectadas. Os achados do esmalte na IA são altamente variáveis, indo desde a formação deficiente do esmalte até defeitos no conteúdo mineral e proteico. Os quatro principais tipos de IA foram descritos da seguinte forma: hipoplásica, hipomineralizada, hipomaturação e com taurodontismo . [40]

Os fenótipos da GA variam muito, dependendo do gene específico envolvido, da localização e do tipo de mutação e da alteração putativa correspondente ao nível da proteína. Foram comunicados diferentes padrões de hereditariedade, como os tipos ligado ao X, autossómico dominante e autossómico recessivo, e foram reconhecidos 14 subtipos de IA[41] .

Amelogenina

A amelogenina, o produto proteico dos genes AMELX Xq22 e AMELY Yp11, é considerada fundamental para a espessura e estrutura normais do esmalte. Foram descritas pelo menos 14 mutações, 5 substituições de nucleótidos, 7 pequenas deleções e 2 deleções grosseiras no gene da amelogenina. Esta mutação destrói completamente a função da proteína amelogenina, produzindo um esmalte de espessura normal, mas pouco mineralizado e com descoloração grave[41] .

Ameloblastina

A ameloblastina, também conhecida como amelina, é expressa pelas células ameloblásticas produtoras de esmalte. O gene da ameloblastina está localizado no cromossoma 4, na região crítica para a AI hipoplásica local. A ameloblastina liga-se especificamente aos ameloblastos e inibe a proliferação celular dos ameloblastos mutantes[42] .

Enamelina

A esmalteína, a maior proteína da matriz extracelular do esmalte, foi inicialmente identificada por Fukae, et al (1993). É produzida pelos ameloblastos, inicialmente durante a fase secretora, concentrando-se perto dos processos de Tomes. Níveis muito mais baixos de expressão da enamelina foram observados na polpa dentária, presumivelmente secretada pelos odontoblastos, e ao longo da raiz em formação. As mutações no gene da enamelina foram identificadas em formas autossómicas dominantes de AI[42] hipoplásica.

Enamelisina (Mmp-20)

A MMP-20, também conhecida como enamelisina, foi originalmente identificada por Bartlett et al (1996). Esta enzima é expressa pelos ameloblastos e odontoblastos da papila dentária. Portanto, a MMP-20 é considerada uma metaloproteinase específica do dente. A expressão da MMP-20 foi observada em tecidos patológicos, tais como nos tecidos odontogénicos calcificados

quistos, tumores odontogénicos e carcinoma da língua[43] .

Dentinogénese imperfeita

Foi provavelmente reconhecida pela primeira vez por Barret em 1882. O primeiro relatório publicado descrevendo a doença como um defeito do esmalte foi de Talbot, citado por Witkop. O termo "dentina opalescente hereditária" foi usado pela primeira vez por Skillen, Finn e Hodges para descrever os dentes castanhos translúcidos que têm um brilho opalescente e não têm câmaras pulpares.

A dentinogénese imperfeita (DGI) é uma displasia mesodérmica localizada que afecta tanto a dentição decídua como a permanente. Clinicamente, ambas as dentições são afectadas. A cor dos dentes varia do castanho ao azul, sendo por vezes descrita como âmbar ou cinzenta[44] .

Radiograficamente, os dentes apresentam coroas bulbosas e raízes curtas e apertadas. Inicialmente, as câmaras pulpares podem ser anormalmente largas, dando a aparência de "dentes em concha", mas progressivamente vão sendo obliteradas.26 A DGI foi classificada por Shields e colaboradores em três tipos:

1. Tipo I, DGI associada a osteogénese imperfeita
2. Tipo II, DGI sem osteogénese imperfeita
3. Tipo III, tipo vinho aguardentado.

Dentinogénese imperfeita tipo I

Os indivíduos com DGI-I também têm osteogénese imperfeita. Os dentes de ambas as dentições são tipicamente âmbar e translúcidos e apresentam atrição significativa. Radiograficamente, os dentes têm raízes curtas e constritas e hipertrofia da dentina, levando à obliteração pulpar antes ou logo após a erupção[42] .

Dentinogénese imperfeita tipo II

As características dentárias da DGI-II são semelhantes às da DGI-I, mas a penetrância é praticamente completa e a osteogénese imperfeita não é uma caraterística. As coroas bulbosas são uma caraterística típica com constrição cervical marcada. Os dentes normais nunca são encontrados na DGI-II. A perda auditiva neurossensorial também foi descrita como uma caraterística rara da doença[45] .

Dentinogénese imperfeita tipo III

Esta é uma forma de DGI encontrada numa população tri-racial de Maryland e Washington DC conhecida como o isolado Brandywine. As características clínicas são variáveis e assemelham-se às observadas na DGI-I e -II, mas os dentes decíduos apresentam múltiplas exposições pulpares e, radiograficamente, manifestam frequentemente dentes em "concha", ou seja, dentes que parecem ocos devido à hipotrofia da dentina[45] .

Doenças periodontais

As doenças periodontais são um grupo heterogéneo de doenças caracterizadas por vários graus de alterações patológicas no periodonto. Resultam na destruição das estruturas de suporte e a maioria dos processos destrutivos envolvidos são derivados do hospedeiro. As doenças periodontais podem ser amplamente agrupadas em dois tipos: gengivite e periodontite.

A gengivite é a inflamação da gengiva na ausência de perda de inserção clínica. A periodontite é uma doença inflamatória dos tecidos de suporte dos dentes causada por microrganismos específicos ou grupos de microrganismos específicos, resultando na destruição progressiva do ligamento periodontal e do osso alveolar com formação de bolsas, recessão ou ambos. Embora se acredite que os factores microbianos e outros factores ambientais iniciem e modulem a progressão da doença periodontal, existem agora fortes dados que sustentam que os polimorfismos genéticos desempenham um papel na predisposição e progressão das doenças periodontais.29 As infecções periodontais clinicamente distintas que podem afetar indivíduos jovens incluem

1) doenças gengivais induzidas pela placa dentária;

2) periodontite crónica;

3) periodontite agressiva;

4) periodontite como manifestação de doenças sistémicas; e

5) doenças periodontais necrotizantes[47] .

Periodontites de início precoce (Periodontite agressiva)

A periodontite agressiva era anteriormente classificada como peridontite de início precoce. Incluía formas pré-púberes, juvenis e rapidamente progressivas de periodontite. A periodontite agressiva pode ser localizada ou generalizada. A periodontite agressiva localizada apresenta perda de inserção interproximal em pelo menos dois primeiros molares e incisivos permanentes, com perda de inserção em não mais do que dois dentes para além dos primeiros molares e incisivos. Os doentes com periodontite agressiva generalizada apresentam perda de inserção interproximal generalizada, incluindo pelo menos três dentes que não sejam primeiros molares e incisivos. Juntamente com a hipofosfatasia, a periodontite pré-púbere parece ser a causa mais comum de esfoliação prematura dos dentes decíduos, especialmente nas raparigas. O cromossoma 11q14, que contém o gene da catepsina C, foi localizado na periodontite pré-púbere. Foi relatado que um alelo IL1B está em desequilíbrio de ligação com a periodontite agressiva generalizada[48] .

Aumento da gengiva

É o crescimento excessivo da gengiva caracterizado por uma expansão e acumulação do tecido conjuntivo com a presença ocasional de um maior número de células. O aumento da gengiva pode resultar de uma inflamação gengival crónica. Pode ocorrer como um efeito secundário relacionado com medicamentos em alguns indivíduos. Os bloqueadores dos canais de cálcio, a fenitoína e a ciclosporina têm sido associados a este efeito adverso. O aumento gengival hereditário é caracterizado por um aumento benigno lentamente progressivo dos tecidos gengivais.

A fibromatose gengival hereditária é uma doença rara da infância caracterizada por um aumento progressivo da gengiva de cor normal e consistência firme, não hemorrágica e assintomática. Resulta em diastemas, mau posicionamento dos dentes, lábios proeminentes e postura de lábios abertos. Três loci diferentes foram associados à fibromatose gengival hereditária: dois mapeados no cromossoma 2 (GINGF em 2pl-22 e GINGF3 em 2p22.3-p23.3) que não se sobrepõem, e um mapeado no cromossoma 5 (GINGF2 em 5q13-q22)[49] .

A genética da fenda labial e da fenda palatina

As provas genéticas provêm de estudos familiares nos quais se pode demonstrar que os irmãos de doentes com fenda labial (com ou sem fenda palatina) têm uma frequência aumentada de fenda labial (com ou sem fenda palatina), mas não de fenda palatina isolada, e que os irmãos de doentes com fenda palatina isolada têm uma frequência aumentada de fenda palatina isolada, mas não de fenda labial. Este facto foi apontado por Fogh-Andersen (1942) e confirmado por vários outros. Espera-se que a taxa de concordância da fenda ou palato seja maior em gémeos monozigóticos do que em pares dizigóticos. No caso da FL (P), o risco para os irmãos nascidos de pais não afectados aumenta de cerca de 4% após uma criança afetada para 9% após duas afectadas[50][51][52] .

IMPLICAÇÕES DA GENÉTICA NA ODONTOPEDIATRIA

Em 1995, Bruice J e um colega descreveram o impacto potencial da terapia genética na medicina dentária, com base em estudos iniciais de aplicações de transferência de genes para glândulas salivares, queratinócitos e células cancerígenas. A sua conclusão foi que a terapia genética teria um impacto significativo na natureza da prática dentária dentro de 20 anos. No domínio da odontopediatria, registaram-se progressos notáveis em termos de

1) Prevenção da cárie dentária
    - Vacina contra a cárie
    - Alimentos geneticamente modificados
    - Terapia de substituição
2) Células estaminais I regeneração dos tecidos dentários
3) Movimentação ortodôntica rápida dos dentes

Prevenção da cárie dentária

A cárie dentária é uma das doenças infantis evitáveis mais comuns; as pessoas são susceptíveis a esta doença ao longo da sua vida. É a principal causa de dor oral e perda de dentes. Pode ser travada e potencialmente revertida nas suas fases iniciais, mas muitas vezes não é auto-limitada e, sem cuidados adequados, a cárie pode progredir até à destruição do dente. Por isso, é sempre melhor prevenir a ocorrência de cáries dentárias do que sofrer dores e outros incómodos, especialmente para as crianças. Existem vários métodos convencionais para prevenir a cárie dentária, mas alguns só têm um efeito a curto prazo. Para ultrapassar este problema, os investigadores pensaram na prevenção da cárie a nível genético. Para a prevenção sustentada da cárie dentária, foram introduzidas bactérias e alimentos cariogénicos geneticamente modificados, incluindo vacinas contra a cárie, alimentos geneticamente modificados e terapia de substituição.

Vacina contra a cárie

A cárie dentária é uma das doenças mais comuns nos seres humanos. Nos tempos modernos, atingiu proporções epidémicas. É uma doença multifatorial, que é causada por factores do hospedeiro, do agente e do ambiente. O fator tempo é importante para o desenvolvimento e progressão da cárie dentária. Um vasto grupo de microrganismos foi identificado a partir de lesões de cárie, dos quais S.mutans e S.sorbinus foram isolados exclusivamente de seres humanos, sendo S.mutans a espécie mais prevalente.

Uma vacina contra a cárie dentária, que durante muito tempo foi objeto de investigação puramente académica, está atualmente a ser submetida a ensaios clínicos de fase 2 e poderá estar disponível comercialmente nos próximos anos. O desenvolvimento desta vacina foi possível graças aos recentes avanços na biologia molecular e na engenharia genética. Mecanismo de ação da vacina A saliva contém aproximadamente 1-3% de concentração de imunoglobulinas, a maioria das quais é IgA secretora. No entanto, a saliva também contém a imunoglobulina humoral IgG e IgM do fluido sulcular gengival. Além disso, os componentes celulares do sistema imunitário, como os linfócitos, macrófagos e neutrófilos, também estão presentes no sulco gengival. São enumeradas algumas das formas possíveis de os anticorpos controlarem o crescimento bacteriano

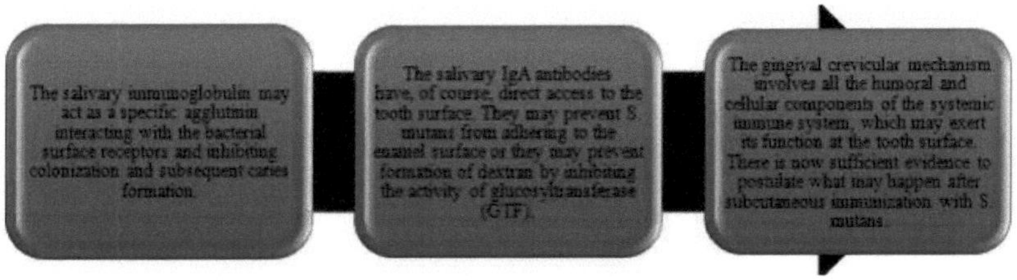

Figura 4 - Métodos de controlo do crescimento bacteriano por anticorpos

Vias de imunização em geral, 4 vias de imunização

1) Oral

2) Sistémica (subcutânea)

3) Gengiva-salivar ativa

4) Imunização dentária passiva

Via mucosa de imunização

ORAL

A via oral não conseguiu reduzir significativamente as cáries, em comparação com a imunização subcutânea. O aumento dos anticorpos secretórios produzidos foi pequeno e de curta duração, mesmo após a imunização secundária. Experiências em humanos sobre a ingestão de S. mutans em cápsulas de gelatina resultaram num aumento dos anticorpos IgA secretórios na saliva, embora apenas por um período limitado

INTRA NASAL

A instalação intranasal do antigénio, o tecido linfoide associado ao nariz (NALT), tem sido utilizada para induzir imunidade a muitos antigénios bacterianos, incluindo os associados à colonização e acumulação de Streptococcus mutans. A imunidade protetora após a infeção com estreptococos mutans cariogénicos pode ser induzida em ratos pela via intranasal com muitos antigénios de S. mutans ou domínios funcionais associados a estes componentes

TONSILAR

O tecido tonsilar contém os elementos necessários para a indução imune de respostas de IgA secretora, embora as características de resposta de IgG, em vez de IgA, sejam dominantes neste tecido. No entanto, foi sugerido que as amígdalas palatinas, e especialmente as amígdalas nasofaríngeas, contribuem com células precursoras para locais efectores da mucosa, tais como as glândulas salivares.

GLÂNDULA SALIVAR MENOR

As glândulas salivares menores povoam os lábios, as bochechas e o palato mole. Estas glândulas têm sido sugeridas como vias potenciais para a indução de respostas imunitárias salivares nas mucosas, devido aos seus ductos secretores curtos e largos que facilitam o acesso retrógrado de bactérias e dos seus produtos e aos agregados de tecido linfático que se encontram frequentemente associados a estes ductos

RECTAL

A imunização rectal com antigénios bacterianos não orais, como o Helicobacter pylori ou o Streptococcus pneumoniae, apresentados no contexto de um adjuvante à base de toxinas, pode resultar no aparecimento de anticorpos IgA secretórios em locais salivares distantes. A região colo-rectal como local indutor de respostas imunitárias da mucosa em humanos é sugerida pelo facto de este local ter a maior concentração de folículos linfóides no trato intestinal inferior.

Via sistémica de imunização

A administração subcutânea de S. mutans foi utilizada com sucesso em macacos e provocou predominantemente anticorpos IgG, IgM e IgA no soro. Os anticorpos chegam à cavidade oral através do fluido crevicular gengival e são protectores contra a cárie dentária. Uma injeção subcutânea de células mortas de S. mutans no adjuvante incompleto de Freund ou hidróxido de alumínio provoca anticorpos das classes IgG, IgM e IgA. Estudos demonstraram que os anticorpos IgG são bem mantidos num título elevado, os anticorpos IgM diminuem progressivamente e os anticorpos IgA aumentam lentamente de título. O desenvolvimento de anticorpos IgG séricos ocorre dentro de meses após a imunização, atingindo um título de até 1:1280, não sendo encontrada qualquer alteração nos anticorpos nos macacos correspondentes imunizados com sham. A proteção contra a cárie foi associada predominantemente ao aumento dos anticorpos IgG séricos.

VIA ACTIVA GINGIVO-SALIVAR

Tem havido alguma preocupação relativamente aos efeitos secundários da utilização destas vacinas por outras vias. A fim de limitar estes potenciais efeitos secundários e de localizar a resposta imunitária, o fluido crevicular gengival tem sido utilizado como via de administração. Para além da IgG, também está associado a um aumento dos níveis de IgA.

Imunização passiva

A imunização passiva envolve a suplementação passiva ou externa dos anticorpos. Isto acarreta a desvantagem de aplicações repetidas, uma vez que a imunidade conferida é temporária. Várias abordagens experimentadas incluem

1. Anticorpos monoclonais
2. Leite e soro de leite de bovino
3. Anticorpos da gema de ovo
4. Plantas transgénicas

Riscos da utilização da vacina contra a cárie

As vacinas, mesmo quando fabricadas e administradas corretamente, parecem ter riscos. O mais grave é que os soros de alguns doentes com febre reumática apresentam reatividade cruzada serológica entre antigénios do tecido cardíaco e certos antigénios de estreptococos hemolíticos. Foi relatado que experiências com anti-soros de coelhos imunizados com células inteiras de S. mutans e com um antigénio proteico de elevado peso molecular de S. mutans apresentaram reação cruzada com tecidos cardíacos normais de coelho e humanos. Encontram-se na membrana celular de S. mutans e Streptococcus ratti polipéptidos (62-67 KDA) imunologicamente reactivos com tecido cardíaco humano e miosina dos músculos do esqueleto de coelho.

Terapia de substituição

O conceito de terapia de substituição bacteriana contra a cárie dentária foi apresentado em meados do século passado por J. D. Hillman, relacionado com estirpes não virulentas ou menos virulentas de bactérias clonadoras do dente que se antecipam à superfície do dente e substituem as suas contrapartes mais cariogénicas. Muitos comensais orais relativamente não patogénicos encontrados em grande número na cavidade oral têm sido sugeridos como organismos de substituição ou interferência, tais como Streptococcus sanguis, Streptococcus gordonii e Streptococcus salivarius. Infelizmente, estes substitutos não conseguem competir com o Streptococcus mutans e falharam na terapia de substituição. As tentativas de procurar uma estirpe adequada para prevenir a cárie centraram-se na modulação genética do principal agente patogénico S. mutans[53] .

A maior parte dos esforços no domínio da terapia de substituição para prevenir a cárie dentária centrou-se no isolamento de estirpes efectoras com um potencial acidogénico reduzido. Trata-se de um microrganismo que não causa a doença em si, mas coloniza persistentemente os tecidos do hospedeiro, que são susceptíveis de infeção por um microrganismo específico. Em virtude da sua presença, deve ser quase capaz de impedir a infeção por esse agente patogénico sempre que o hospedeiro é exposto a ele. Uma estirpe de Streptococcus mutans recombinante é uma estirpe de S. mutans que não ocorre naturalmente e que foi gerada através de uma variedade de técnicas de ácido nucleico recombinante[54] . Os tipos de terapias de substituição são[55]

1. Colonização preventiva
2. Deslocação da concorrência

COLONIZAÇÃO PREVENTIVA

S. mutans, que eram incapazes de produzir cáries devido à sua incapacidade de produzir ácido lático (mutantes lactato desidrogenase) ou de sintetizar polissacáridos intracelulares (mutantes ICP) foram implantados na microflora oral de animais experimentais antes da introdução de estirpes potencialmente patogénicas de S. mutans16[55] . O conceito é que o S. mutans não virulento terá um nicho ecológico semelhante ao do S. mutans virulento, sendo assim capaz de interferir com a colonização pela bactéria cariogénica.

DESLOCAÇÃO DA CONCORRÊNCIA

É introduzido um microrganismo não cariogénico capaz de competir com os estreptococos Mutan cariogénicos indígenas e de os substituir. A estirpe efectora ideal seria uma bactéria não cariogénica, que está continuamente presente na boca e compete com sucesso com os MS[55] . Deveria acumular-se preferencialmente nas superfícies dentárias, ser capaz de crescer rapidamente e resistir a mudanças súbitas e amplas de pH.

Estratégias de terapia de substituição

1. Uma das propriedades fisiológicas que pode proporcionar uma vantagem selectiva na colonização é a produção de bacteriocinas, conhecida há algum tempo como uma caraterística comum de S. mutans. As bacteriocinas são proteínas que matam representantes da mesma espécie que o organismo produtor ou espécies relacionadas. Num rastreio preliminar de estirpes de S. mutans para a produção de bacteriocinas, uma estirpe, JH1001, inibiu o crescimento de praticamente todas as outras estirpes deste organismo[56] .
2. Foi também testada a colonização da cavidade oral humana pelo mutante de JH1001 que produz uma atividade inibidora três vezes superior. Os resultados deste estudo indicaram que poderia ser desenvolvido um regime prático e eficaz para a implantação de uma estirpe efectora para a terapia de substituição de cáries dentárias em seres humanos[57] .
3. Os mutantes de S. mutans defeituosos no metabolismo intracelular de polissacáridos também foram objeto de atenção. Estudos efectuados por Tanzer et al. indicaram a capacidade dos mutantes IPS de S. mutans para colonizar preventivamente os dentes de animais experimentais[58] .

4. Foi estudada uma variante natural de S. salivarius denominada TOVE-R. Tal como as estirpes típicas de S. salivarius, a TOVE-R não é cariogénica. De forma atípica, coloniza preferencialmente as superfícies dentárias e produz placa bacteriana, tal como o S. mutans[59] .
5. O ácido lático é o mais forte dos produtos finais do metabolismo ácido dos microrganismos orais e a sua produção é catalisada pela lactato desidrogenase (LDH). Hillman colocou a hipótese de que os estreptococos mutans com LDH teriam um potencial cariogénico reduzido e que poderiam ser estirpes efectoras úteis para a terapia de substituição da cárie dentária. No entanto, em concentrações elevadas de açúcar, os níveis de atividade destas enzimas são aparentemente insuficientes para compensar a ausência de LDH. Uma atividade suplementar de álcool desidrogenase (ADH) pode complementar a deficiência de LDH quando expressa no mutante LDH sensível à temperatura. Os mutantes de S. mutans deficientes em LDH produziram aproximadamente metade da quantidade de ácido titulável do que o seu progenitor quando cultivado num caldo contendo excesso de glucose. Verificou-se que o mutante colonizava os dentes dos animais na mesma medida que o seu progenitor. A diferença no potencial cariogénico entre o progenitor e o mutante pode, portanto, ser atribuída apenas a diferenças na produção de ácido[60] .
6. A investigação mais extensa sobre a utilização de bactérias geneticamente modificadas para prevenir a cárie dentária utilizou uma estirpe de S. mutans de tipo selvagem que produz naturalmente um antibiótico chamado mutacina 1140 capaz de matar todas as outras estirpes de S. mutans [Hillman, 2002]. Esta estirpe foi geneticamente modificada através da eliminação da estrutura de leitura aberta para a lactato desidrogenase, para produzir uma estirpe viável denominada BCS3-

L1 que ainda produzia níveis de mutacina 1140 do tipo selvagem, mas que não produzia ácido lático[61] .

7. Idone gerou um mutante com o gene gcrR knock out, um gene regulado com aderência dependente de sacarose de S. mutans, chamado GMS900. O estudo mostrou um aumento da expressão relacionada com a aderência dependente da sacarose in vivo, bem como um número significativamente menor de cavidades, o que sugere a capacidade da terapia de substituição[62] .
8. J.D. Hillman e outros estudaram a capacidade das aplicações diárias da estirpe JH145 de Streptococcus rattus para afetar o número de uma estirpe de Streptococcus mutans implantada num modelo de rato. Os resultados mostraram que a aplicação diária de JH145, uma variante de S. rattus deficiente em LDH que ocorre naturalmente, pode competir com S. mutans pelo seu habitat na superfície do dente e S. rattus JH145 tem potencial como probiótico para uso na prevenção de cáries dentárias[63] .
9. Podem ser desenvolvidos probióticos geneticamente modificados com propriedades melhoradas ("probióticos projectados"). Por exemplo, uma estirpe recombinante de Lactobacillus que expressou anticorpos dirigidos a uma das principais adesões de S. mutans (antigénio I/II) foi capaz de reduzir tanto as contagens viáveis de S. mutans como a pontuação de cárie num modelo de rato[64] .
10. Uma variedade de bactérias, incluindo S. sanguis, é capaz de utilizar a arginina catabolicamente através do sistema argnina desaminase. Nesta via, a AD catalisa a hidrólise da arginina em citrulina e amoníaco. Embora o S. sanguis seja inerentemente menos tolerante ao ácido do que outros organismos como o S. mutans, pode ser protegido contra a acidificação letal através do catabolismo da

arginina pela via AD. A proteção ocorre provavelmente através da produção de amoníaco e do aumento associado do pH ambiental. Esta proteção pode ser crítica para a sobrevivência de S. sanguis na placa dentária, em que o valor do pH pode descer abaixo de 4,0 e em que os ciclos de acidificação-alcalinização ocorrem frequentemente. Assim, com o isolamento de genes de S. sanguis, deverá ser possível introduzir o sistema AD na bactéria cariogénica S. mutans[65] .

A estirpe BCS3-L de S. mutans e a estirpe de S. mutans deficiente em GCRR são as estirpes habitualmente utilizadas para este efeito

<u>Segurança e estabilidade</u>

Para servir como uma estirpe efectora na terapia de substituição da cárie dentária, a BCS3-L1 deve ser segura em vários aspectos importantes.

- A BCS3L1 tem uma baixa frequência de transformação devido a uma mutação natural no seu gene para o péptido estimulador de competência, tendo sido utilizada a permuta alélica para eliminar o gene com, a fim de garantir que o ADN exógeno não transformará esta estirpe.
- A implantação dirigida de bactérias efectoras relativamente inofensivas, conhecidas por serem fortemente competitivas em relação a potenciais agentes patogénicos, constitui um meio rentável e de longo prazo para obter uma proteção personalizada do hospedeiro contra infecções bacterianas específicas.
- Pode também promover uma maior proteção dos efectivos através da transmissão natural da estirpe efectora a contactos próximos do hospedeiro[66] .

<u>Dificuldades e possíveis riscos</u>

- O equilíbrio é regularmente perturbado por vários acontecimentos, mais dramaticamente pela exposição a antibióticos ou anti-sépticos de largo espetro, mas também possivelmente na sequência de alterações nutricionais, hormonais ou físicas substanciais do microambiente.
- Reduções significativas no número de componentes individuais da microflora equilibrada podem resultar num crescimento excessivo (super-infeção) por membros minoritários da população anteriormente suprimidos.
- A retenção a longo prazo de estirpes efectoras produtoras de antibióticos pode não ser fácil de conseguir.
- A seleção de agentes patogénicos resistentes à estirpe efectora continua a ser um problema, em especial se a interferência microbiana for largamente mediada pela antibiose[66] .

Alimentos geneticamente modificados

A engenharia genética e a biotecnologia são tecnologias muito complexas e em desenvolvimento dinâmico no mundo atual. Os organismos produzidos em resultado destas tecnologias são designados por organismos geneticamente modificados (OGM). A OMS definiu-os como organismos (isto é, plantas, animais ou microrganismos) em que o material genético foi alterado de uma forma que não ocorre naturalmente por acasalamento e/ou recombinação natural. O termo alimentos geneticamente modificados ou organismos geneticamente modificados (OGM) é mais comummente utilizado para se referir a plantas cultivadas criadas para consumo humano ou animal utilizando tecnologia de engenharia genética. Estas plantas foram modificadas em laboratório para melhorar as características desejadas, tais como maior resistência aos herbicidas, melhor conteúdo nutricional, tolerância à seca e à salinidade, etc. A engenharia genética pode criar plantas com a caraterística exacta desejada muito rapidamente e com grande precisão.

Em medicina dentária, os alimentos geneticamente modificados desempenham um papel promissor na prevenção da cárie dentária. Certas modificações por meio de engenharia genética podem levar à produção de material alimentar contendo propriedades inerentes de anticariogenicidade sem alterar a microflora oral. Trata-se de uma cultura transgénica que contém genes conhecidos pelas suas qualidades desejáveis. Estão em curso investigações para produzir alimentos com propriedades anticariogénicas, como iogurte geneticamente modificado, leite geneticamente modificado, maçã geneticamente modificada, anticorpo vegetal transgénico contendo gema de ovo, etc

Maçã geneticamente modificada

Recentemente, foram pesquisados péptidos antagonistas que actuam contra o sistema enzimático específico (GTF) de S. mutans. Estes "péptidos antagonistas" podem ser incorporados com sucesso em várias culturas geneticamente modificadas, por exemplo: Maçãs, morangos, etc. Assim, sem alterar a ecologia oral, a prevenção da cárie pode ser possível. O péptido actua controlando o crescimento do Streptococcus mutans, a bactéria que causa a cárie dentária. Impede que os micróbios se liguem ao dente, prevenindo a cárie dentária até 80 dias de cada vez sem utilizar antibióticos que também matam 200 outras espécies de bactérias da boca que não causam danos e que promovem o desenvolvimento de bactérias resistentes. A investigação clínica e biológica ainda está em curso e só o tempo dirá se, modificando geneticamente os microrganismos orais de uma forma ou de outra, seremos capazes de resolver com segurança os problemas que têm prejudicado a nossa saúde oral durante gerações[67] .

Anticorpo de planta transgénica

As plantas geneticamente modificadas e transgénicas têm muitas vantagens como fontes de proteínas em comparação com fluidos/tecidos humanos ou animais, micróbios recombinantes, linhas celulares animais transfectadas ou animais transgénicos. O anticorpo vegetal IgA de secretária mais avançado clinicamente, denominado CaroRx™, reconhece e inibe a ligação do principal agente patogénico oral, Streptoccocus mutans, aos dentes. O CaroRx™ foi produzido e purificado a partir do tabaco em condições GMP para testes clínicos no Reino Unido e nos EUA. O CaroRx™ foi concebido com um domínio IgG CH2 adicional para facilitar a purificação do anticorpo por cromatografia de afinidade com a proteína G. Foi utilizada uma purificação por afinidade da proteína G Poros™ para obter CaroRx™ 95% puro a partir de tecido vegetal verde[68] .

Iogurte geneticamente modificado

O Lactobacillus rhamnosus (LGG) é atualmente uma das espécies bacterianas mais populares utilizadas como probiótico. Foi isolada em 1985 por Gorbach e Goldin a partir do intestino humano. A investigação laboratorial demonstrou que tem uma ação inibidora sobre o Streptococcus mutans e a Candida albicans, tem também uma boa adesão aos tecidos das mucosas e dos dentes e não metaboliza a sacarose. Assim, estes probióticos geneticamente modificados foram incorporados no iogurte. O consumo diário de iogurte LGG pode ter um efeito inibitório sobre a microflora patogénica oral, pelo que pode ser recomendado como um procedimento benéfico na prevenção da cárie[69] .

As bifidobactérias são outra espécie bacteriana comummente utilizada como probiótico. As bifidobactérias são as bactérias anaeróbias predominantes que ocorrem naturalmente no lúmen intestinal e desempenham um papel fundamental na manutenção do equilíbrio entre a flora intestinal normal. O iogurte probiótico contendo Bifidobacterium DN-173 geneticamente modificada diminui os microrganismos associados à cárie, como as estirpes de estreptococos na cavidade oral.

Lennart Hammarstorm e os seus colegas criaram o Lactobacillus zeae para transportar um anticorpo contra o streptococcus mutans na sua superfície. O anticorpo cola-se à molécula do S.mutans que normalmente se cola aos dentes. As duas espécies juntam-se e deslizam inofensivamente pela garganta. Esta é a primeira vez que estas bactérias foram utilizadas para fornecer imunidade passiva - anticorpos de uma fonte que não o indivíduo imunizado. Assim, estas bactérias geneticamente modificadas foram incorporadas no iogurte e o seu consumo irá matar o streptococcus mutans cariogénico por imunidade passiva.

Leite geneticamente modificado

O leite suplementado com L. rhamnosus (LB21 ou GG) é utilizado para a prevenção de cáries. Foram realizados cerca de três ensaios de controlo aleatórios com base nisto e todos os estudos chegaram à conclusão promissora de que não foram observadas reduções significativas nos níveis de S. mutans ou lactobacilos, mas todos mostraram um efeito óbvio nas cáries[70] .

Aspectos de segurança dos alimentos geneticamente modificados

- Todo o ADN, incluindo o ADN dos OGM, é composto pelos mesmos 4 nucleótidos. A modificação genética resulta no rearranjo das sequências de nucleótidos, mantendo inalteradas as suas estruturas químicas. Por conseguinte, o ADN de OGM é quimicamente equivalente a qualquer outro ADN.
- Não existe qualquer diferença na suscetibilidade do ADN recombinante e de outro ADN à degradação por hidrólise química ou enzimática.
- Existem mecanismos eficazes para evitar a inserção genómica de ADN estranho. Não há provas de que o ADN proveniente de fontes alimentares tenha alguma vez sido incorporado no genoma dos mamíferos.

Críticas

- Alergenicidade
- Reacções tóxicas no trato digestivo
- Inerentemente inseguro e
- Condições económicas

CÉLULAS ESTAMINAIS NA REGENERAÇÃO DE TECIDOS DENTÁRIOS

As células estaminais mesenquimais (MSCs), que podem ser isoladas de diferentes tecidos e possuem potencial de auto-renovação e de diferenciação múltipla, desempenham um papel essencial no desenvolvimento dos órgãos e na reparação pós-natal. Uma variedade de estudos, através de modelos animais e ensaios clínicos, demonstrou que tanto as MSC endógenas como as exógenas são extremamente promissoras na medicina regenerativa dos ossos e dos dentes. As MSCs (BMMSCs) têm recebido muita atenção. Além disso, as MSCs derivadas de tecido adiposo (ADMSCs) e as células estaminais dentárias (DSCs), incluindo as células estaminais da polpa dentária (DPSCs), as células estaminais do ligamento periodontal (PDLSCs), as células estaminais de dentes decíduos esfoliados humanos (SHED), as células estaminais da papila apical (SCAP) e as células do folículo dentário (DFCs), surgiram como fontes celulares atractivas para a regeneração óssea e dentária devido à sua fácil acessibilidade e relativa abundância. Para além do potencial de diferenciação, a capacidade das MSC de regular a função de outras células e de modular o estado inflamatório sistémico através da interação célula-célula ou de um mecanismo parácrino também contribui para a sua eficácia terapêutica. Atualmente, existem duas estratégias principais de regeneração óssea e dentária com base em MSC: o resgate ou mobilização de MSC endógenas e a aplicação de MSC exógenas em citoterapia ou engenharia de tecidos[71] .

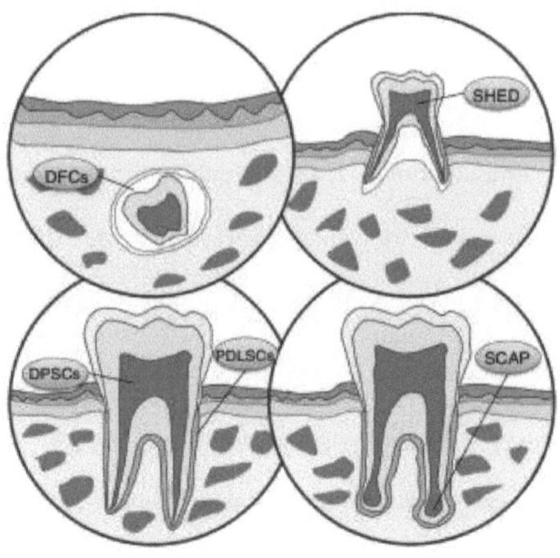

Figura 5 - Populações de células estaminais derivadas de diferentes tecidos/regiões dentárias

DFCs, células estaminais do folículo dentário; SHED, células estaminais de dentes decíduos esfoliados humanos; DPSCs, células estaminais da polpa dentária; PDLSCs, células estaminais do PDL; SCAP, células estaminais da papila apical

Células estaminais dentárias

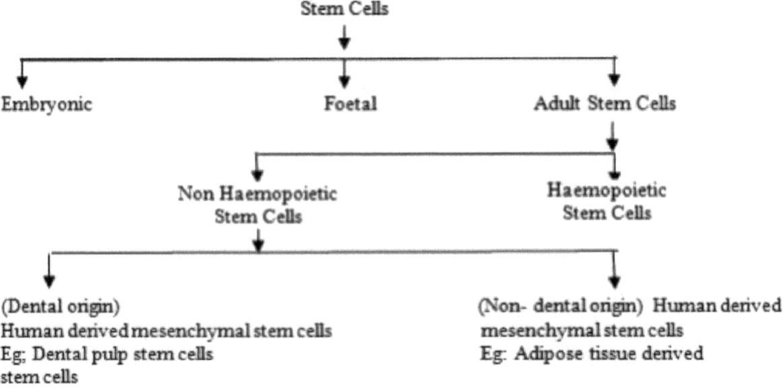

Figura 6 - Classificação das células estaminais com base no seu tecido de origem

A existência de células estaminais no dente ajudará à odontogénese. Durante o desenvolvimento fetal, os dentes surgem a partir da crista neural através de uma série de interacções entre os tecidos neural, mesenquimal e epitelial. Assim que o epitélio oral embrionário e o mesênquima começam a interagir, as células estaminais epiteliais diferenciam-se em ameloblastos; as células estaminais mesenquimais diferenciam-se em odontoblastos, fibroblastos e outras células; finalmente formam dentes funcionais. Por conseguinte, para regenerar um dente humano, são necessários dois tipos de células estaminais humanas

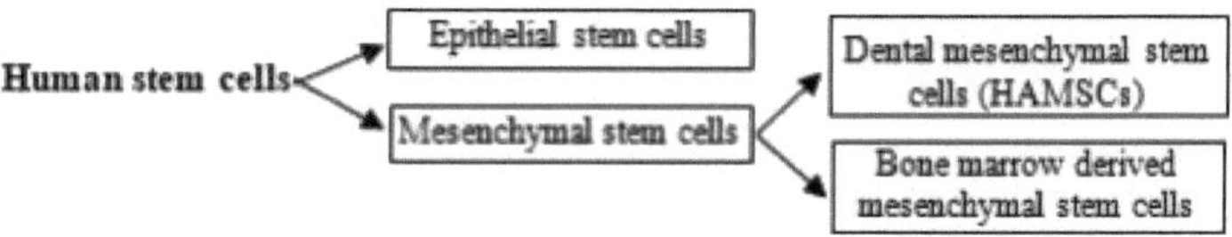

Figura 7 - Tipos de células humanas necessárias para a regeneração dentária

Células estaminais mesenquimais dentárias

As células estaminais mesenquimais dentárias foram identificadas em associação com os tecidos da mucosa e com os dentes decíduos e permanentes em humanos. Estas células possuem características que incluem a expressão de marcadores específicos, a auto-renovação e a capacidade de se diferenciarem em múltiplos tipos de células. A relativa acessibilidade destas células significa que podem representar uma fonte de células estaminais com grande potencial para utilização na regeneração dos tecidos dentários[72] . Isto inclui

1. Células estaminais da papila apical (SCAPs)
2. Células estaminais da polpa dentária (DPSCs)

3. Células estaminais de dentes decíduos esfoliados (SHEDs)
4. Células estaminais do ligamento periodontal (PDLSCs)
5. Células precursoras do folículo pericoronário (DFPCs)

Regeneração do esmalte:

No embrião humano, as células estaminais epiteliais dentárias, por exemplo, as células epiteliais do órgão do esmalte, são a única fonte de células para a geração do esmalte. No entanto, como as células estaminais epiteliais dentárias humanas são limitadas no embrião, uma questão fundamental é saber onde encontrar um substituto a partir do adulto. Um candidato potencial para a substituição são as células estaminais epiteliais orais, porque derivam do epitélio embrionário, tal como as células estaminais epiteliais dentárias

Estudo in vivo em ratos

O desenvolvimento de uma técnica para manipular as células epiteliais do órgão do esmalte (EOE) é um avanço significativo para a substituição do esmalte e, por conseguinte, tentou-se desenvolver uma estratégia para gerar esmalte com base em células epiteliais do órgão do esmalte subcultivadas utilizando a tecnologia de engenharia de tecidos. Honda et al, em 2010, examinaram a capacidade de formação de esmalte das células EOE subcultivadas, transplantando as células para um suporte biodegradável in vivo em ratinhos[73] .

Fresh dental pulp cells from the third molars of pigs during the early stages of crown formation were first placed on top of a scaffold

The subcultured EOE cells were seeded directly on the top of the pulp cells

4 weeks after transplantation of EOE cells combined with dental pulp cells in scaffolds, several phenomena related to amelogenesis were distinguished in the implants

In the most matured structures, enamel was readily formed in the implants

Furthermore, amelogenin immunoreactivity was detected in tall coloumnar epithelial cells on the surface of the dentin or enamel, indicating that the tissue engineered enamel contains well developed ameloblasts

Together, these results indicate that the subcultured EOE cells have the potential to generate enamel.

Tabela 5 - Regeneração do esmalte com base na tecnologia de engenharia de tecidos

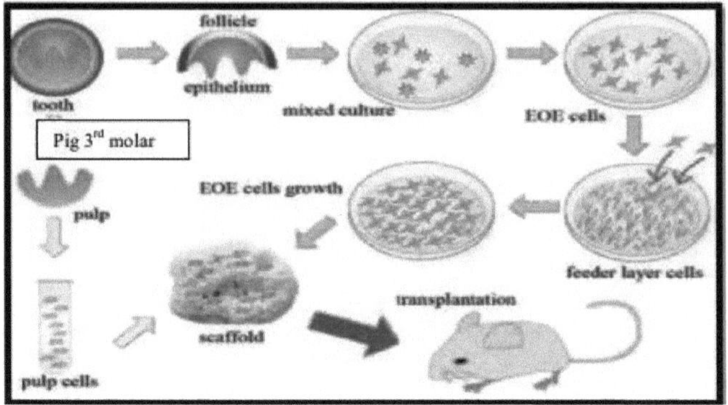

Figura 8 - Regeneração do esmalte com base na tecnologia de engenharia de tecidos

Regeneração da dentina

Vários estudos recentes demonstraram que as células estaminais, tanto de origem dentária como não dentária, são capazes de induzir a odontogénese e regenerar a dentina. A polpa dentária humana adulta contém uma população de células (células estaminais da polpa dentinária; DPSCs) com propriedades semelhantes às das células estaminais, como a auto-renovação e a capacidade de se diferenciar em dentina. Os dentes decíduos contêm uma população de células estaminais multipotentes mais imaturas (células estaminais de dentes decíduos esfoliados humanos; SHED), que, ao contrário das DPSC, são capazes de formar estruturas semelhantes à dentina, mas não um complexo dentina-polpa completo. A regeneração da dentina é viável porque a dentina está em contacto íntimo com um tecido pulpar subjacente altamente vascularizado e inervado, formando um "complexo dentina-polpa" fortemente regulado. Durante a formação do dente primário, a dentina é produzida por células odontoblásticas localizadas dentro da polpa. Após a erupção dentária, a atividade secretora destas células é reduzida, embora continuem a produzir dentina secundária a um nível baixo[74] .

Regeneração da pasta

A endodontia regenerativa consiste na formação e fornecimento de tecidos para substituir a polpa doente, ausente e traumatizada. O principal objetivo da engenharia de tecidos da polpa dentária é substituir a polpa inflamada ou necrótica por um tecido saudável e funcional, capaz de formar nova dentina. A abordagem mais futurista para a regeneração da polpa é a das terapias baseadas em genes. Estas técnicas envolverão possivelmente uma combinação de desinfeção ou desbridamento do sistema de canais radiculares infectados com alargamento apical para permitir a revascularização e a utilização de células estaminais adultas, suportes bioactivos e factores de crescimento[72] .

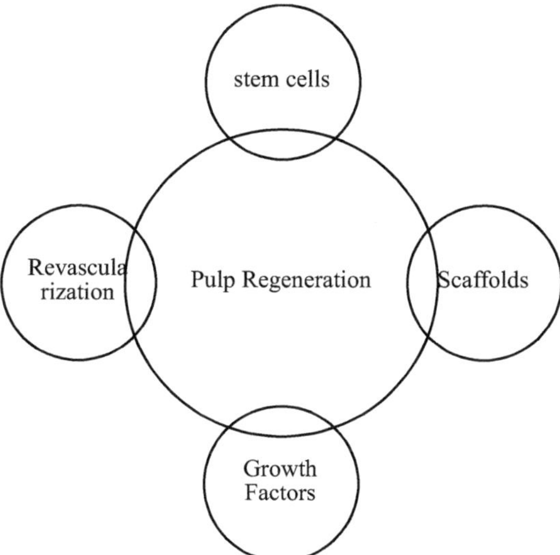

Figura 9 - Opções de tratamento para a regeneração pulpar

Regeneração de dentes inteiros:

Foram gerados tecidos semelhantes aos dentes através da sementeira de diferentes tipos de células em suportes biodegradáveis. Uma metodologia comum consiste em colher células, expandir e diferenciar células in vitro, semear células em suportes e implantá-las in vivo; em alguns casos, os suportes são reimplantados numa cavidade dentária extraída ou na mandíbula. A indução do potencial odontogénico encontra-se no epitélio dentário. O epitélio dentário dos estádios pré-bud pode induzir a formação de dentes quando combinado com mesênquima não odontogénico, desde que as células mesenquimatosas tenham propriedades semelhantes às das células estaminais, em comum com as células da crista neural. Após a indução epitelial do mesênquima, este torna-se o tecido indutor e retribui os sinais indutivos ao epitélio, agora não indutivo. A regeneração dentária pode, portanto, ser abordada de duas maneiras: identificação de células epiteliais ou mesenquimais que possam induzir a formação de dentes no outro tipo de célula. Etapas de todo o processo de regeneração dentária através de células estaminais

Etapa 1: isolamento e identificação das células estaminais

Etapa 2: cultura de células estaminais juntamente com materiais de suporte in vitro ou ex vivo

Etapa 3: administração de factores de crescimento e transplante para o local anatómico. Atualmente, os maiores desafios na regeneração de dentes inteiros são a identificação de fontes não embrionárias de células com as mesmas propriedades das células germinativas do dente e o desenvolvimento de sistemas de cultura que possam expandir células que mantenham o potencial de formação do dente. Este desafio é ainda maior quando se considera o facto de o desenvolvimento do dente requerer dois tipos de células, epiteliais e mesenquimais[75][76] .

Papel potencial das células estaminais

Para a regeneração da polpa necrótica, são necessárias células estaminais para atingir o objetivo de substituir a polpa doente por uma polpa saudável que continuaria a dentinogénese normal. Assim, os protocolos clínicos actuais para regenerar a polpa dentária estão provavelmente a utilizar células estaminais indigentes para formar células progenitoras. Estas fontes de células estaminais indigentes são;[72]

a) **Células estaminais da papila apical (SCAP)** - São uma população de células estaminais mesenquimatosas que residem na papila apical de dentes incompletamente desenvolvidos. As SCAP são a principal fonte de odontoblastos primários, responsáveis pela formação da dentina radicular. Devido à sua localização apical, a papila apical tem circulação colateral, o que a ajudará a sobreviver durante o processo de necrose pulpar.

b) **Células estaminais da polpa dentária (DPSCs)**- Células DPSCs humanas com capacidade de auto-renovação e potencial de diferenciação em várias linhagens, incluindo a odontogénese. Estas são a fonte provável de odontoblastos de substituição.

c) **Células estaminais do ligamento periodontal (PDLSCs)** - As PDLSCs têm o potencial de se diferenciar em cementoblastos e osteoblastos, mas não parecem ser dentinogénicas.

Existem duas abordagens principais para a administração destas células estaminais nos canais radiculares; [72]

1) Transplante de células - Envolve a administração direta de células estaminais autólogas e análogas no canal radicular. Continua a haver necessidade de bons modelos in-situ para procedimentos regenerativos.

2) Homing celular - Envolve factores quimiotácticos como os factores derivados de células estromais que podem induzir a migração de células estaminais da área periapical para o canal radicular.

A GENÉTICA NA MOVIMENTAÇÃO DENTÁRIA ORTODÔNTICA

A má oclusão é considerada uma expressão da variação biológica normal, e a necessidade de tratamento baseia-se frequentemente tanto em preocupações psicossociais como em riscos comprovados para a saúde oral atribuíveis à má oclusão. Pode dever-se a discrepâncias dentárias ou a discrepâncias esqueléticas. A má oclusão provoca um comprometimento estético, um potencial efeito adverso na saúde dentária e nos componentes mastigatórios associados, um desvio da oclusão normal, etc. Existem várias modalidades de tratamento para corrigir a má oclusão, incluindo terapia ortodôntica fixa, terapia miofuncional, utilização de aparelhos ortopédicos, correção ortodôntica cirúrgica, etc., com base na gravidade da má oclusão. Entre estas, a terapia ortodôntica fixa é utilizada para a correção da má oclusão dentária.

O fundamento básico da terapia ortodôntica fixa é o movimento dentário ortodôntico. O movimento dentário ortodôntico (OTM) ocorre durante o processo de remodelação óssea que é induzido pelo stress mecânico terapêutico. A remodelação óssea ocorre num local específico; a reabsorção óssea ocorre no lado da compressão, enquanto a formação óssea ocorre no lado da tração. Os osteoclastos formar-se-ão no lado comprimido de um dente em movimento ortodôntico e reabsorverão o osso alveolar. Um dos maiores problemas da terapia ortodôntica fixa é o longo período de tempo do tratamento.

A cirurgia de corticotomia alveolar é uma terapia adjuvante que permite reduzir o período de tratamento ortodôntico em quase metade. No entanto, o curto período de movimentação acelerada e as taxas de morbilidade deste tipo de cirurgia levam o médico dentista a pensar em modalidades de tratamento alternativas. Numerosos estudos têm relatado a aceleração farmacológica da movimentação dentária através da ativação de osteoclastos. Collins e Sinclair observaram uma rápida movimentação dentária através de osteoclastos activados pela vitamina D3. A movimentação dentária ortodôntica também pode ser induzida pela administração local de prostaglandinas, osteocalcina ou hormona paratormona. No entanto, é necessária a administração sistémica diária ou a injeção local diária destes fármacos, uma vez que estes são rapidamente eliminados pela circulação sanguínea . [77]

Para ultrapassar estas desvantagens da aceleração farmacológica do movimento dentário, a osteoclastogénese assistida por terapia genética foi introduzida no movimento dentário ortodôntico rápido.

Mecanismo de reabsorção óssea na movimentação dentária ortodôntica a nível genético

A reabsorção óssea é o resultado das células osteoclásticas. A osteoclastogénese é regulada principalmente por duas citocinas, o ativador do recetor do ligando do fator nuclear kappa B (RANKL) e o fator estimulador de colónias de macrófagos (MCSF). O ativador do recetor do ligando do fator nuclear κB (RANKL) é uma proteína de membrana trans e é um membro da super família do fator de necrose tumoral que é expresso em pré-osteoblastos, osteoblastos e osteócitos. O RANK é o recetor do RANKL e a ligação entre ambos estimula a diferenciação dos pré-osteoclastos em osteoclastos maduros.

A osteoprotegerina (OPG) é uma proteína extracelular solúvel do recetor de necrose tumoral que é segregada por pré-osteoblastos e osteoblastos. A OPG é um recetor de chamariz para o RANKL na regulação do metabolismo ósseo e na inibição da osteoclastogénese e da reabsorção óssea. O rácio RANKL/OPG é um importante determinante da massa óssea e da integridade do esqueleto e também um indicador da função dos osteoclastos. Esta forte evidência é apoiada por vários estudos em diversas condições patológicas, como a osteoporose, a doença periodontal e o osteossarcoma. Oshiro et al. relataram que a indução de RANKL foi observada no tecido periodontal do dente ortodonticamente móvel, e o sistema de regulação RANK-RANKL foi confirmado mesmo na remodelação óssea específica do local que ocorreu durante o tratamento ortodôntico[78] .

SL NÃO	**ANO**	**AUTOR**	**EXPERIMENTAÇÃO**
1.	2004	Kanzaki H et al	A transferência local do gene OPG para o tecido periodontal inibe a movimentação dentária ortodôntica
2.	2006	Kanzaki H et al	A transferência local do gene RANKL para o tecido periodontal acelera a movimentação dentária ortodôntica
3.	2011	Iglesias-Linares et al	A utilização da terapia genética versus a cirurgia de corticotomia na aceleração da movimentação dentária ortodôntica
4.	2012	Zhao N et al	Efeitos da transfecção local do gene da osteoprotegerina na reabsorção radicular ortodôntica durante a contenção: Uma análise in vivo por micro-CT.
5.	2012	Zhao N et al	A transferência local do gene da osteoprotegerina inibe a recidiva da movimentação dentária ortodôntica

6.	2017	Amuk NG et al	Efeitos da transferência do gene da osteoprotegerina mediada por células e da aplicação de células estaminais mesenquimais na reabsorção radicular induzida ortodonticamente em dentes de rato

Tabela 6 - Resumo dos estudos sobre a manipulação genética do movimento dentário

Vantagens

- A transferência do gene RANKL para o tecido periodontal activou a osteoclastogénese e acelerou a OTM sem produzir quaisquer efeitos sistémicos.
- A transferência do gene RANKL demonstrou maior eficácia e pode reduzir substancialmente o tempo de tratamento ortodôntico do que os métodos cirúrgicos padrão.
- A transferência local do gene OPG também tem sido usada para inibir o movimento dentário ortodôntico, o que pode ser, num futuro próximo, uma ferramenta importante para reforçar a unidade de ancoragem ou aumentar a estabilidade dos resultados ortodônticos[79] .

A transferência local do gene OPG inibiu significativamente a osteoclastogénese mediada pelo RANKL no periodonto causada pelo movimento dentário experimental. Além disso, a transferência local do gene OPG pode ser um método biológico empregado para prevenir ou inibir a recidiva após o tratamento ortodôntico. Essa abordagem ainda está em processo de desenvolvimento como uma alternativa para o tratamento de deformidades ou doenças ósseas que os métodos convencionais não conseguem alcançar. Embora muitos ensaios clínicos tenham demonstrado a eficácia do tratamento, a técnica continua a ser arriscada e está ainda em processo de investigação para garantir que é segura e não provoca quaisquer efeitos sistémicos ou hereditários nos pacientes. No campo da ortodontia, a abordagem da terapia genética necessitará de várias experiências fundamentais em culturas celulares e em animais para demonstrar a segurança e a eficácia do conceito de tratamento.

GENES DO GOSTO

A perceção do gosto varia de acordo com a composição genética dos diferentes indivíduos e esta influência genética no gosto foi descoberta na década de 1930.

Um químico chamado Arthur Fox, um químico, lançou acidentalmente para o ar um composto químico chamado feniltiocarbamida (PTC) e reparou que alguns dos seus colegas sentiram que o composto tinha um sabor amargo, mas Fox e outros colegas não conseguiram sentir qualquer sabor.

Mais tarde, os geneticistas descobriram que um componente hereditário determina a forma como as pessoas sentem o sabor da PTC. Após anos de investigação, em 2003, o gene que codifica o recetor gustativo do PTC na língua foi identificado como TAS2R38.

Segundo os investigadores, não só o paladar, mas também o comportamento alimentar geral dos seres humanos, incluindo o tamanho das refeições e a ingestão de calorias, são controlados pelos nossos genes. Estudos realizados em famílias e gémeos encontraram ligações entre a composição genética e a preferência por proteínas, gorduras e hidratos de carbono.

Em 2006, investigadores do Monell Chemical Center, sediado em Filadélfia, descobriram que os glucosinolatos, um grupo de compostos de sabor amargo presentes em certos vegetais e frutas, incluindo brócolos, bok choy, couve e nabos, são detectados pelo recetor do gene do sabor amargo hTAS2R38. Cerca de 35 adultos que expressam três genótipos (hTAS2R38: PAV/PAV, PAV/AVI e AVI/AVI) foram testados no âmbito deste estudo. Verificou-se que as pessoas com PAV/PAV eram altamente sensíveis ao sabor amargo de vários alimentos, incluindo chá, café, legumes e sumo de uva - foram designadas por supertasters. As pessoas com PAV/AVI eram provadores regulares, capazes de sentir o sabor amargo dos alimentos, embora de forma muito menos intensa do que os superdetectores. As pessoas com AVI/AVI eram insensíveis ao sabor amargo e foram designadas por não provadores[80] .

Beverly J. Tepper, cientista da Universidade de Rutgers, numa tentativa de analisar a forma como a perceção do sabor afectava o comportamento alimentar, identificou 65 crianças em idade pré-escolar que foram agrupadas em provadores e não provadores. Quando foram dados a estas crianças cinco tipos de vegetais amargos e não amargos, os não provadores comeram mais vegetais amargos do que os provadores. Assim, Tepper concluiu que a capacidade de percecionar o sabor amargo influencia de facto as escolhas alimentares das crianças.

De acordo com os investigadores, os superdetectores e os provadores habituais apercebem-se não só do amargo, mas também de outros sabores picantes, doces e salgados melhor do que os não provadores. Os receptores para os sabores universalmente preferidos, como a doçura, são codificados pelos genes TAS1R3 e TAS1R4 e são também influenciados por outros factores como a raça, a idade, o humor, o apetite e o sexo. Os estudos revelam que as crianças superdotadas e provadoras optam por bebidas açucaradas e cereais e não preferem leite ou água, ao contrário das não provadoras. No entanto, os adultos não mostraram tais preferências, possivelmente influenciados pela cultura ou por longas associações com diferentes sabores e também pela consciencialização sobre opções saudáveis.

Os haplótipos de 3 SNPs que representam as substituições de aminoácidos correspondentes (A49P, A262V, V296I) no TAS2R38 foram bem caracterizados pela sua influência na sensibilidade ao sabor amargo a classes específicas de produtos químicos, incluindo PROP (propiltiouracil) e PTC (feniltiocarbamida). A combinação de prolina, alanina e valina (PAV), representada pelos nucleótidos (GGC), está associada à sensibilidade ao sabor amargo ou aos "superprovadores", enquanto a combinação de alanina, valina e isoleucina (AVI), representada pelos nucleótidos (CAT), está associada à insensibilidade ao sabor amargo ou aos "não provadores". Outros haplótipos intermédios de provadores, incluindo AAV (CGC) e AAI (CGT), são mais raros (Drayna, 2005). Os superprovadores têm sido associados a uma maior densidade de papilas gustativas fungiformes anteriores e a uma maior sensibilidade a uma grande variedade de sensações gustativas e orais, incluindo doçura, sensação na boca, gorduras e irritação oral (revisto em Tepper, 2008)

A caraterização dos genes envolvidos na preferência pelo sabor e a sua associação genética com a cárie contribuirá para um maior rastreio de indivíduos susceptíveis e informará as estratégias de intervenção. Estudos demonstraram que as estratégias de intervenção dietética em bebés podem ter algum nível de influência na aceitação dos alimentos (Mennella et al., 2008). É possível que diferentes estratégias de intervenção possam ser mais produtivas para subgrupos individuais de genótipos de receptores gustativos e, assim, contribuir para a prevenção precoce e direccionada da cárie dentária[81] .

TESTES GENÉTICOS

O rastreio genético designa os ensaios efectuados a nível de toda a população para identificar indivíduos em risco. Os testes genéticos designam ensaios concebidos para fornecer um diagnóstico definitivo; são efectuados devido a resultados de rastreio positivos, história familiar, etnia, estigmas físicos ou outras razões.

Os testes genéticos de diagnóstico podem ser efectuados numa criança com sinais ou sintomas de uma potencial doença genética ou para decisões de tratamento tomadas com base nos resultados de ensaios farmacogenéticos. Os testes genéticos também podem ser efectuados numa criança assintomática com uma história familiar positiva para uma doença genética específica, especialmente se o tratamento precoce puder afetar a morbilidade ou a mortalidade[82] . Os tipos de testes disponíveis incluem:

Rastreio neonatal:

O rastreio neonatal é utilizado logo após o nascimento para identificar doenças genéticas que podem ser tratadas numa fase precoce da vida.

Testes de diagnóstico:

Os testes de diagnóstico são utilizados para diagnosticar ou excluir uma doença genética ou cromossómica específica.

Teste de transportadora:

Os testes de portadores são utilizados para identificar pessoas que são portadoras de uma cópia de uma mutação genética que, quando presente em duas cópias, causa uma doença genética.

Diagnóstico pré-natal:

Utilizado para detetar alterações nos genes ou cromossomas de um feto antes do nascimento.

Testes preditivos e pré-sintomáticos:

Os tipos de testes preditivos e pré-sintomáticos são utilizados para detetar mutações genéticas associadas a doenças que surgem após o nascimento, muitas vezes mais tarde na vida.

Testes de histocompatibilidade:

O sistema de antigénios leucocitários humanos (HLA) constitui o principal complexo de histocompatibilidade nos seres humanos. Os testes genéticos de compatibilidade HLA são mais importantes para a medula óssea e menos importantes para os órgãos sólidos[83][84][85] .

Testes de diagnóstico disponíveis:

Os testes de rastreio atualmente disponíveis incluem:

Amostragem de vilosidades crónicas (CVS)

Normalmente realizado entre as 10 e as 12 semanas de gravidez para obter uma amostra da placenta, através da passagem de um tubo de plástico pela vagina e para dentro do útero ou através da passagem de uma agulha pelo abdómen e para dentro do útero.

As análises ao sangue para deteção da alfa-fetoproteína (AFP) podem ser efectuadas entre as 16 e as 18 semanas de gravidez e são utilizadas para indicar o nível de AFP, uma substância produzida pelo feto e que passa para o sangue da mãe.

A amniocentese pode ser efectuada entre as 13 e as 18 semanas de gravidez e é um procedimento muito utilizado para obter líquido amniótico do útero, utilizando uma agulha para atravessar o abdómen[86] .

FUTURO DA ENGENHARIA GENÉTICA EM ODONTOPEDIATRIA

O futuro da bioengenharia centra-se na utilização de células estaminais para a regeneração de raízes e na regulação do crescimento das células estaminais através da utilização de factores de crescimento adequados. Uma parte essencial deste processo é o desenvolvimento de suportes e estruturas de apoio para acolher as células e os factores de crescimento.

Em termos de terapia ortodôntica, a abordagem de transferência de genes está ainda em fase de desenvolvimento como uma abordagem alternativa para tratar deformidades ou doenças ósseas que os métodos convencionais não conseguem alcançar. Embora muitos ensaios clínicos tenham demonstrado a eficácia do tratamento, a técnica continua a ser arriscada e ainda se encontra em processo de investigação para garantir que é segura e não provoca quaisquer efeitos sistémicos ou hereditários nos doentes.

A abordagem da terapia genética necessita ainda de várias experiências fundamentais em culturas celulares e em animais para demonstrar a segurança e a eficácia do conceito de tratamento.

CONCLUSÃO

A engenharia genética é a manipulação direta dos genes de um organismo através da biotecnologia, sendo utilizada para alterar a composição genética das células, incluindo a transferência de genes dentro e fora das fronteiras das espécies para produzir organismos melhorados ou novos. Isaac Asimov citou que "O avanço da engenharia genética torna bastante concebível que comecemos a conceber o nosso próprio progresso evolutivo". Com base nesta citação, foi feita uma tentativa de descrever o papel da engenharia genética no domínio da odontopediatria através desta dissertação bibliográfica.

As aplicações da terapia genética a problemas dentários e orais ilustram o impacto potencial desta tecnologia na medicina dentária. Nos últimos seis anos, registaram-se progressos notáveis no domínio da terapia genética, incluindo várias áreas relevantes para a prática dentária: prevenção e gestão da cárie, reparação óssea, glândulas salivares, tratamento de tumores, etc.

Assim, pode concluir-se que a engenharia genética pode criar mudanças drásticas nas modalidades de prevenção e tratamento de diferentes problemas dentários pediátricos, bem como de outros problemas dentários. No entanto, devido aos mitos existentes no nosso mundo, a aplicação prática está a atrasar-se há anos. Por isso, podemos esperar um futuro promissor no domínio da odontopediatria com recurso à engenharia genética, acreditando nas palavras **de James Lovelock - suspeito que quaisquer preocupações com a engenharia genética podem ser desnecessárias. De qualquer modo, as mutações genéticas sempre aconteceram naturalmente.**

REFERÊNCIAS

1. Misra S. Human genze therapy: a brief overview of the genetic revolution. *J Assoc Physicians India*. 2013;61(2):127-133.
2. Borém A, Santos F, Bowen D, Understanding biotechnology, Prentice hall press: 2003 Jan 17
3. Cotrim AP, Baum BJ. Gene Therapy: Some History, Applications, Problems, and Prospects. Toxicologic Pathology. 2008;36(1):97- 103.
4. Siddique N, Raza H, Ahmed S, Khurshid Z, Zafar MS. Terapia genética: A Paradigm Shift in Dentistry. *Genes (Basileia)*. 2016;7(11):98.
5. Moradi Farsani M, Bahrami N, Shojaei S. Terapia genética uma nova abordagem em odontologia: modificação genética humana ou microbiana. J Craniomaxillofac Res. 2017;4(3):383-386.
6. Robers RJ. How restriction enzyme became the workhorses of molecular biology. Proceedings of National Academy of Sciences. 2005 Abr 26;102(17):5905-8.
7. Mandel M, Higa A. Calcium-dependent bacteriophage DNA infection. Jornal de biologia molecular. 1970 Oct 14;53(1):159-62.
8. de Araujo M. Ciência das fibras: Entendendo como funciona e especulando sobre seu futuro. InNaturalFibres: Advances in Science and Technology Towards Industrial Applications 2016)pp. 3-17). Springer, Dordercht.
9. Weiss B, Richardson CC. Enzymatic breakage and joining of deoxyribonucleic acid, 1. Repair of single-stranded breaks in DNA by an enzyme system from Escherichia coli infected with T4 bacteriophage. Actas da Academia Nacional de Ciências dos Estados Unidos da América. 1967 Abr,57(4):1021.
10. Salzmann JA. Effect of molecular genetics and genetic engineering on the

practice of orthodontics (Efeito da genética molecular e da engenharia genética na prática da ortodontia). American Journal of Orthodontics. 1972 maio 1;61(5):437-72.

11. Hillman JD, Mo J, McDonell E, Cvitkovitch D, Hillman CH. Modificação de uma estirpe efectora para terapia de substituição de cáries dentárias para permitir ensaios clínicos de segurança. Journal of applied microbiology, 2007 maio;102(5):1209-19.
12. Iglesias-Linares A, Yáñez-Vico RM, Sánchez-Borrego E, Moreno-Fernández AM, Solano-Reina E, Mendoza-Mendoza A. Stem cells in current paediatric dentistry practice. *Arch Oral Biol.* 2013;58(3):227-238.
13. Jayasudha, Baswaraj, H K N, K B P. Regeneração do esmalte - progressos e desafios actuais. *J Clin Diagn Res.* 2014;8(9):ZE06-ZE9.
14. Ponder KP, Haskins ME. Terapia génica para a mucopolissacaridose. *Expert Opin Biol Ther.* 2007;7(9):1333-1345. doi:10.1517/14712598.7.9.1333
15. Robbins PD, Tahara H, Ghivizzani SC. Vectores virais para terapia genética. *Trends Biotechnol.* 1998;16(1):35-40. doi:10.1016/S0167-7799(97)01137-2
16. Azzaldeen, A., Mai, A., & Muhamad, A. (2017). Genética e distúrbios dentários - um conceito clínico. Parte ; 1 1.
17. Benhaourech S, Drighil A, Hammiri AE. Cardiopatia congénita e síndrome de Down: vários aspectos de uma associação confirmada. *Cardiovasc J Afr.* 2016;27(5):287-290.
18. Bonomi M, Rochira V, Pasquali D, et al. Síndrome de Klinefelter (KS): genética, fenótipo clínico e hipogonadismo. *J Endocrinol Invest.* 2017;40(2):123-134.
19. Lanfranco F, Kamischke A, Zitzmann M, Nieschlag E. Klinefelter's syndrome.

Lancet. 2004;364(9430):273-283.

20. Roukos V, Misteli T. A biogénese das translocações cromossómicas. *Nat Cell Biol*. 2014;16(4):293-300.
21. Soutar AK, Naoumova RP. Mechanisms of disease:Genetic causes of familial hypercholesterolemia (Mecanismos da doença: causas genéticas da hipercolesterolemia familiar). Nat Clin Pract Cardiovasc Med 2007;4(4):214- 25
22. Mahdieh N. A Comprehensive Review on Genetics. Editora Baraye Farda 2010;Pp 27-75
23. Nakamura Y. Variações de ADN em genética humana e médica: 25 anos de experiência. J Hum Genet 2009;54(1):1-8.
24. Rabbani B, Khanahmad H, Bagheri R, et al. Caracterização de bandas menores da reação de amplificação STR do gene FVIII por clonagem por PCR. Clin Chim Ata 2008;39(1-2):114-5
25. Levsky JM, Singer RH. Fluorescence in situ hybridization:Past, present and future. J Cell Sci 2003;116(Pt 14):2833-8
26. Houldsworth J, Chaganti RS. Hibridação genómica comparativa: uma visão geral. Am J Pathol 1994; 145(6):1253-60.
27. Mullis KB, Faloona FA. Síntese específica de ADN in vitro através de uma reação em cadeia catalisada por polimerase. Methods Enzymol 1987;155:335-50
28. Eisenstein BI. A reação em cadeia da polimerase. Um novo método de utilização da genética molecular para o diagnóstico médico. N Engl J Med 1990;322(3):178-83
29. Forozan F, Karhu R, Kononen J, et al. Genome screening by comparative genomic hybridization. Trends Genet 1997;13(10):405-9.

30. Taylor CF, Charlton RS, Burn J, et al. As deleções genómicas em MSH2 ou MLH1 são uma causa frequente de cancro colorrectal hereditário sem polipose: identificação de deleções novas e recorrentes por MLPA. Hum Mutat 2003;22(6):428-33.

31. Aretz S, Stienen D, Uhlhaas S, et al. Elevada proporção de grandes deleções genómicas e uma atualização genótipo-fenótipo em 80 famílias não relacionadas com a síndrome de polipose juvenil. J Med Genet 2007; 44(11):702-9.

32. . Kozlowski P, Jasinska AJ, Kwiatkowski DJ. Novas aplicações e desenvolvimentos na utilização da amplificação de sondas dependente de ligação multiplex. Electrophoresis 2008;29(23):4627-36.

33. Kakavas VK, Plageras P, Vlachos TA, et al. PCRSSCP: Um método para a análise molecular de doenças genéticas. Mol Biotechnol 2008;38(2):155-63.

34. Nataraj AJ, Olivos-Glander I, Kusukawa N, et al. Single-strand conformation polymorphism and heteroduplex analysis for gel-based mutation detection. Electrophoresis 1999;20(6):1177-85.

35. Fodde R, Losekoot M. Mutation detection by denaturing gradient gel electrophoresis(DGGE). Hum Mutat 1994;3(2):83-94.

36. Glavac D, Dean M. Applications of heteroduplex analysis for mutation detection in disease genes (Aplicações da análise heteroduplex para a deteção de mutações em genes de doenças). Hum Mutat 1995;6(4):281-7.

37. Botstein D, White RL, Skolnick M, et al. Construction of a genetic linkage map in man using restriction fragment length polymorphisms. Am J Hum Genet 1980;32(3):314-31.

38. Rabbani B, Mahdieh N, Nakaoka H, et al. Sequenciação de nova geração: Impacto da sequenciação do exoma na caraterização de doenças mendelianas. J

Hum Genet 2012;57(10):621-32.

39. Schuster SC. A sequenciação de nova geração transforma a biologia atual. Nat Methods 2008;5(1):16-8

40. Abu-Hussein M. Fenda labial e palatina - factores etiológicos. Dent. Med. Probl. 2012; 49(2):149-156.

41. Li W, Gao C, Yan Y, DenBesten P. A amelogénese imperfeita ligada ao X pode resultar da diminuição da formação do péptido de amelogenina rico em tirosina (TRAP). Arch Oral Biol. 2003; 48(3):177-83.

42. Shields ED, Bixler D, Kafrawy AM. Uma proposta de classificação para defeitos hereditários da dentina humana com uma descrição de uma nova entidade. Arch Oral Biol. 1973; 18:543-553.

43. Pallos D, Hart PS, Cortelli JR, Vian S, Wright JT, Korkko J et al. Nova mutação COL1A1 (G559C) [correção de G599C] associada a osteogénese imperfeita ligeira e Dentinogénese imperfeita. Arch Oral Biol. 2001; 46:459-470.

44. Bimstein E, Needleman HL, Karimbux N, Dyke TE. Periodontal and gingival health and diseases (Saúde e doenças periodontais e gengivais). Reino Unido: Martin Dunitz Ltd, 2001.

45. Novak JM. Classificação das doenças e condições que afectam o periodonto. In: Newman MG, Takei HH, Klokkevold PR. Carranza FA. Periodontologia Clínica de Carranza. 10ª edição. Saunders Company, 2006, 100-109.

46. Novak JM. Classificação das doenças e condições que afectam o periodonto. In: Newman MG, Takei HH, Klokkevold PR, Carranza FA. Periodontologia Clínica de Carranza. 10ª edição. Saunders Company. 2006:100-109.

47. Kinane DF. Genes e polimorfismos genéticos associados à doença periodontal. Crit Rev Oral Biol Med. 2003;14(6):430-449.

48. Hart TC, Hart PS, Michalec MD et al. Localização de um gene para a periodontite pré-púbere no cromossoma 11q14 e identificação de uma mutação no gene da catepsina C. J Med Genet.2000;37:95-101.
49. Coletta RD, Graner E. Fibromatose gengival hereditária - uma revisão sistemática. J Periodontol 2006;77:753-764
50. Muhamad AH, Azzaldeen A. Genética da fenda labial e palatina não-sindrómica. 1:510.doi:10.4172/scientificreports, 2012, 510.
51. Muhamad Abu-Hussein, Nezar Watted, Viktória Hegedűs, Péter Borbély, Abdulgani Azzaldeen. Factores genéticos humanos em fendas labiais e palatinas não sindrómicas: Uma atualização do Jornal Internacional de Pesquisa Maxilofacial. 2015; 1(3):7-23.
52. Abu-Hussein M. Cleft lips and palate; the roles of specialists, Minerva Pediatr. 2011; 63(3):227-32.
53. Pan W, Mao T, Xu QA, Shao J, Liu C, Fan M. Um novo mutante de Streptococcus mutans deficiente em gcrR para terapia de substituição de cáries dentárias. *ScientificWorldJournal*. 2013;2013:460202. Publicado em 18 de dezembro de 2013.
54. Centro Nacional de Informação Biotecnológica. Resumo de Patentes PubChem para US-5607672-A, Terapia de substituição para cáries dentárias. https://pubchem.ncbi.nlm.nih.gov/patent/US-5607672-A
55. Gupta S, Marwah N. 'Use a Thorn to Draw Thorn' Replacement Therapy for Prevention of Dental Caries (Use um espinho para desenhar um espinho). *Int J Clin Pediatr Dent*. 2010;3(3):125-137.
56. Hillman JD, Johnson KP, Yaphe BI. Isolamento de uma estirpe de Streptococcus mutans que produz uma nova bacteriocina. *Infect Immun*. 1984;44(1):141-144.

57. Hillman JD, Dzuback AL, Andrews SW. Colonização da cavidade oral humana por um mutante de Streptococcus mutans que produz uma bacteriocina aumentada. *J Dent Res*. 1987;66(6):1092-1094. doi:10.1177/00220345870660060101

58. Tanzer JM, Freedman ML. Genetic alterations of Streptococcus mutans' virulence (Alterações genéticas da virulência do Streptococcus mutans). *Adv Exp Med Biol*. 1978;107:661-672. doi:10.1007/978-1-4684-3369-2_75

59. Tanzer JM, Fisher J. Conceitos básicos de Streptococci e doenças estreptocócicas. In: Holm SE, Christiansen P editores. Chertsey, Inglaterra: Reedbooks Ltd; 1982.p. 124-125. Competição de uma estirpe não-cariogénica de Streptococcus salviarus com Streptococcus mutans na placa dentária.

60. Hillman JD. Mutantes de lactato desidrogenase de Streptococcus mutans: isolamento e caraterização preliminar. *Infect Immun*. 1978;21(1):206-212.

61. Hillman JD. Streptococcus mutans geneticamente modificado para a prevenção da cárie dentária. *Antonie Van Leeuwenhoek*. 2002;82(1-4):361-366.

62. Idone V, Brendtro S, Gillespie R, et al. Effect of an orphan response regulator on Streptococcus mutans sucrose-dependent adherence and cariogenesis. *Infect Immun*. 2003;71(8):4351-4360.

63. Hillman JD. Mutantes de lactato desidrogenase de Streptococcus mutans: isolamento e caraterização preliminar. *Infect Immun*. 1978;21(1):206-212.

64. Krüger C, Hu Y, Pan Q, et al. In situ delivery of passive immunity by lactobacilli producing single-chain antibodies. *Nat Biotechnol*. 2002;20(7):702-706.

65. Cunin R, Glansdorff N, Piérard A, Stalon V. Biosíntese e metabolismo da arginina em bactérias [a correção publicada aparece em Microbiol Rev 1987 Mar;51(1):178]. *Microbiol Rev*. 1986;50(3):314-352.

66. Hillman JD, Duncan MJ, Stashenko KP. Clonagem e expressão do gene que codifica a L-(+)-lactato desidrogenase dependente de frutose-1,6-difosfato de Streptococcus mutans. *Infect Immun*. 1990;58(5):1290-1295.

67. Verma C, Nanda S, K Singh R, B Singh R, Mishra S. Uma revisão sobre os impactos dos alimentos geneticamente modificados na saúde humana. The Open Nutraceuticals Journal. 2011 Feb 24; 4(1)

68. Larrick JW, Yu L, Naftzger C, Jaiswal S, Wycoff K. Produção de anticorpos IgA secretórios em plantas. Biomolecular Engineering. 2001 Oct 15; 18(3):87- 94.

69. Hillman J D. Terapia de substituição da cárie dentária. Opert Dent 2001; Suppl 6:39-49

70. Twetman S. Estamos prontos para a prevenção da cárie através da bacterioterapia? Brazilian oral research. 2012; 26(SPE1):64-70

71. Karpagam R, Gopalakrishnan S, Babu BR, Natarajan M. Scientometric Analysis of Stem cell Research: Um estudo comparativo da Índia e de outros países. Collnet Journal of Scientometrics and Information Management. 2012 Dec 1; 6(2):229-52

72. Nosrat A, Kim JR, Verma P, Chand PS. Considerações sobre engenharia de tecidos na regeneração da polpa dentária. Revista iraniana de endodontia. 2014; 9(1):30.

73. Jayasudha B, Navin HK, Prasanna KB. Regeneração do esmalte - progressos e desafios actuais. Jornal de investigação clínica e de diagnóstico: JCDR. 2014Sep; 8(9):ZE06.

74. Miura M, Gronthos S, Zhao M, Lu B, Fisher LW, Robey PG, Shi S:SHED: células estaminais de dentes decíduos esfoliados humanos. PNAS 2003, 100:5807- 5812

75. Volponi AA, Pang Y, Sharpe PT. Reparação e regeneração biológica de dentes com base em células estaminais. Tendências em biologia celular. 2010 Dec1; 20(12):715-22.

76. Ohazama, A. et al. (2004) Stem-cell-based tissue engineering of murine teeth. J. Dent. Res. 83, 518- 522

77. Andrade Jr I, Sousa AB, Silva GG. Novas modalidades terapêuticas para modular a movimentação dentária ortodôntica. Dental press journal of orthodontics. 2014 Dec; 19(6):123-33

78. Oshiro T, Shiotani A, Shibasaki Y, Sasaki T. Osteoclast Induction in Periodontal Tissue During Experimental Movement of Incisors in Osteoprotegerin-Deficient Mice (Indução de Osteoclastos no Tecido Periodontal Durante o Movimento Experimental de Incisivos em Ratos Deficientes em Osteoprotegerina). Anat Rec 2002; 266: 218-225.

79. Amuk NG, Kurt G, Baran Y, Seyrantepe V, Yandim MK, Adan A, et al. Efeitos da transferência genética de osteoprotegerina mediada por células e aplicações de células estaminais mesenquimais na reabsorção radicular induzida ortodonticamente de dentes de ratos. European Journal of Orthodontics.2017; 39(3): 235-242

80. Wendell S, Wang X, Brown M, et al. Genes do gosto associados à cárie dentária. *J Dent Res*. 2010;89(11):1198-1202.

81. Mennella JA, Pepino MY, Reed DR. Determinantes genéticos e ambientais da perceção do amargo e das preferências pelo doce. *Pediatrics*. 2005;115(2):e216-e222.

82. Bennett D. Growing pains for metabolomics. Scientist 2005; 19:25-8.

83. Müller M, Kersten S. Nutrigenómica: Objectivos e estratégias. Nat Rev Genet.

2003; 4:315-22.

84. Wang X, Shaffer JR, Zeng Z, Begum F, Vieira AR, Noel J et al. Genome -wide association scan of dental caries in the permanent dentition. BMC Oral Health. 2012; 12:57.

85. Kaur A, Singh JP. Anomalias cromossómicas: Genetic disease burden in India. Int. J Hum Genet. 2010; 10:1-14

86. Khoury MJ. Genómica da saúde pública: The end of the beginning. Genet Med. 2011; 13:206-9

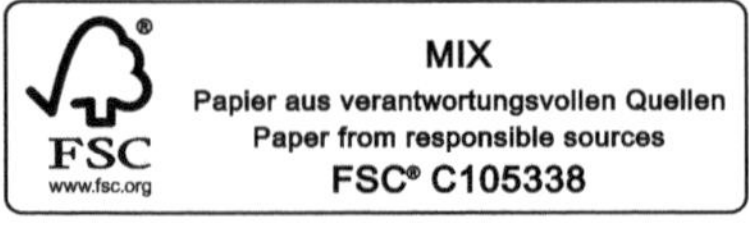

Printed by Books on Demand GmbH, Norderstedt / Germany